これからの病院経営を担う人材
医療経営士テキスト

医療コミュニケーション

医療従事者と患者の信頼関係構築

上級

荒木正見
荒木登茂子

日本医療企画

『医療経営士テキストシリーズ』刊行に当たって

「医療経営士」が今、なぜ必要か？

　マネジメントとは一般に「個人が単独では成し得ない結果を達成するために他人の活動を調整する行動」であると定義される。病院にマネジメントがないということは、「コンサートマスターのいないオーケストラ」、「参謀のいない軍隊」のようなものである。

　わが国の医療機関は、収入の大半を保険診療で得ているため、経営層はどうしても「診療報酬をいかに算定するか」「制度改革の行方はどうなるのか」という面に関心が向いてしまうのは仕方ない。しかし現在、わが国の医療機関に求められているのは「医療の質の向上と効率化の同時達成」だ。この二律相反するテーマを解決するには、医療と経営の質の両面を理解した上で病院全体をマネジメントしていくことが求められる。

　医療経営の分野においては近年、医療マーケティングやバランスト・スコアカード、リエンジニアリング、ペイ・フォー・パフォーマンスといった経営手法が脚光を浴びてきたが、実際の現場に根づいているかといえば、必ずしもそうではない。その大きな原因は、医療経営に携わる職員がマネジメントの基礎となる知識を持ち合わせていないことだ。

　病院マネジメントは、実践科学である。しかし、その理論や手法に関する学問体系の整備は遅れていたため、病院関係者が実践に則した形で学ぶことができる環境がほとんどなかったのも事実である。

　そこで、こうした病院マネジメントを実践的かつ体系的に学べるテキストブックとして期待されるのが、本『医療経営士テキストシリーズ』である。目指すは、病院経営に必要な知識を持ち、病院全体をマネジメントしていける「人財」の養成だ。

　なお、本シリーズの特徴は、初級・中級・上級の3級編になっていること。初級編では、初学者に不可欠な医療制度や行政の仕組みから倫理まで一定の基礎を学ぶことができる。また、中級編では、医療マーケティングや経営戦略、組織改革、財務・会計、物品管理、医療IT、チーム力、リーダーシップなど、「ヒト・モノ・カネ・情報」の側面からマネジメントに必要な知識が整理できる。そして上級編では、各種マネジメントツールの活用から保険外事業まで病院トップや経営参謀を務めるスタッフに必須となる事案を網羅している。段階を踏みながら、必要な知識を体系的に学べるように構成されている点がポイントだ。

テキストの編著は病院経営の第一線で活躍している精鋭の方々である。そのため、内容はすべて実践に資するものになっている。病院マネジメントを体系的にマスターしていくために、初級編から入り、ステップアップしていただきたい。

　病院マネジメントは知見が蓄積されていくにつれ、日々進歩していく科学であるため、テキストブックを利用した独学だけではすべてをフォローできない面もあるだろう。そのためテキストブックは改訂やラインアップを増やすなど、日々進化させていく予定だ。また、執筆者と履修者が集まって、双方向のコミュニケーションを行える検討会や研究会といった「場」を設置していくことも視野に入れている。

　本シリーズが病院事務職はもとより、ミドルマネジャー、トップマネジャーの方々に使っていただき、そこで得た知見を現場で実践していただければ幸いである。そうすることで一人でも多くの病院経営を担う「人財」が育ち、その結果、医療機関の経営の質、日本の医療全体の質が高まることを切に願っている。

『医療経営士テキストシリーズ』総監修
川渕　孝一

はじめに

　本書は、『医療経営士テキスト 上級』であることを意識して、医療コミュニケーションの重要性を本質的な立場から述べるものである。構成は総論と各論とに分けているが、全体を通して、コミュニケーションの技法や意義について詳述するのは当然としても、特に「なにを伝えるのか」を重視している。

　そして、その中心軸としての「なにを」に相当する、内容的な軸に「人格発達」を置き、技術的な軸に「考えること」を置く。

　いうまでもなく医療経営はビジネスである。したがって、採算を度外視するわけにはいかない。しかし反面、医は仁術でもある。この双方のバランスが崩れると、医療経営は破綻する。このバランスを考える目安の1つが、総合的な人格発達であり、なによりもすべてを総合的に考えることが求められる。このことが整わないコミュニケーションは、特に医療経営という立場になれば従業員に浅薄な印象を与え、結局は人心の離反を招く。

　このように、総合的に考えることは、本来、経営者、職員、患者のすべてに適応されることだが、総合的な人格発達もまた、経営者、職員、患者のすべてに適応される。前もって結論的なことを述べれば以下のように考えられる。

　まず経営者や職員が人格的に成熟していることが、医療経営にとって有利であることはいうまでもない。後に詳しく述べていくように、人格的に成熟しているというのは、単に優しいというのとは異なる。真の優しさと真の厳しさを兼ね備えていなければならない。またそれは、卓越したナレッジマネジメント能力に裏づけされていなければならない。そこに、真のコミュニケーションが成り立つ。

　他方、治療目標として、患者という個人の生命の維持を第一原則にすることは当然であるが、QOLなどを考えれば、発達を考慮に入れたダイナミックな発想、いわば永遠に発達し続ける人格といった視点をも持たねばならない。さらに今日、チーム医療とは、医療従事者のみではなく、患者、家族なども含めて考えられるようになってきた。それらすべてによって構成されたチームが人格的に成熟することは、もっとも理想的で合理的な治療形態であるともいえる。

　そして、このいずれもが、結局は医療組織の危機管理に直結するのである。

　この本はそのような問題意識と展開を意図して、医療とは何か、さらには人間とは何か、世界存在とは何かというもっとも深い知恵から説き起こして、論理的に、具体的なコミュニケーションの諸問題や、技法へと記述を進めることにする。

　このように、本書は上級編として、暗記的理論を列記するよりも、基本的な理論をじっくり考えていただくことを前提とした。特に総論はその傾向が強いが、医療経営の管理的立場になればなるほど、日ごろから思慮深く振る舞うことが求められる。

また、各論は総論の思考や内容を受けて、具体的な場面に適用した例を多く述べたが、こちらも表面的な技法の記述に流れず、記述をもとにしてじっくり考えていただくことを前提にしている。

　もちろん、そこには高いヒューマニズム、人類愛が息吹かねばならない。本書がそのような考えることを前提とした高度で豊かな医療に貢献できれば幸いである。

　なお、引用・参照文献については、巻末に列記した。ケース、症例はオリジナルである。

　また、総論は、荒木正見「医療従事者に対する人間学的教育プログラム」(『自然と文化　福岡歯科大学・福岡医療短期大学紀要　第32号』2005.10, p.49-74)に多くを拠っている。

荒木　正見

目次 contents

『医療経営士テキストシリーズ』刊行に当たって …………………… ii
はじめに ……………………………………………………………… iv

第1章 総論──医療分野におけるコミュニケーションの基礎

1. 医療の基盤としての人間学 ………………………………………… 2
2. 存在・認識の根本としての哲学 …………………………………… 4
3. 場所と歴史という考え方 …………………………………………… 7
4. 表現療法と場所の意味 ……………………………………………… 9
5. 人格と心身論 ………………………………………………………… 11
6. 人格発達の目安①──エリクソンの人格発達論 ……………… 14
7. 人格完成の目安②──交流分析（TA）の人格発達論 ………… 16
8. 退行・再統合と昔話における人格発達パターン ……………… 18
9. 医療コミュニケーションの基礎となる理解能力 ……………… 20
10. 質的発想と量的発想 ………………………………………………… 22
11. 医療コミュニケーションに不可欠な論理的訓練 ……………… 25
12. 文章表現の留意点と論述のマナー ………………………………… 27
13. 医療倫理の基礎 ……………………………………………………… 29
14. 医療倫理の現実的対処──「燃え尽き」と人格発達、倫理 …… 31
15. 医療コミュニケーションとQOL ………………………………… 33
16. 未来に開く総合的創造的教育 ……………………………………… 36

第2章 各論──医療コミュニケーションの実践

1. 医療分野におけるコミュニケーションの重要性 ……………… 40
2. 医療現場でのコミュニケーション ………………………………… 42
3. 医療コミュニケーションの現状と問題点 ……………………… 58
4. 医療場面でのコミュニケーションの実際（患者コミュニケーション）… 63
5. 行動変容を促す医療コミュニケーション ……………………… 98

| 6 | 医療現場のメンタルヘルス対策（ストレスマネジメント）‥111
| 7 | 患者中心の医療……………………………………………………120
| 8 | 医師と患者の信頼関係の構築——経営の視点から…………141

【コラム】

①医療コミュニケーションの研究分類………………………………46
②パワーハラスメント理解の基礎としてのセクシャルハラスメント…50
③パワーハラスメント解決の基礎……………………………………55
④チーム医療とマスコミュニケーション……………………………70
⑤医療事故・裁判とマスコミュニケーション………………………80
⑥医療に関する社会問題・医療制度・政治とマスコミュニケーション……85
⑦症状、疾病に関する情報とマスコミュニケーション……………90
⑧体験談、家族の手記とマスコミュニケーション…………………94
⑨エリクソンの発達段階とコミュニケーション……………………109
⑩障がいのある子どもや重病の子どもとのコミュニケーション……124
⑪健康に生きるための身体的トレーニング…………………………139
⑫健康に生きるための精神的トレーニング…………………………143

おわりに…………………………………………………………………145

第1章

総論——医療分野におけるコミュニケーションの基礎

1 医療の基盤としての人間学
2 存在・認識の根本としての哲学
3 場所と歴史という考え方
4 表現療法と場所の意味
5 人格と心身論
6 人格発達の目安①——エリクソンの人格発達論
7 人格完成の目安②——交流分析（TA）の人格発達論
8 退行・再統合と昔話における人格発達パターン
9 医療コミュニケーションの基礎となる理解能力
10 質的発想と量的発想
11 医療コミュニケーションに不可欠な論理的訓練
12 文章表現の留意点と論述のマナー
13 医療倫理の基礎
14 医療倫理の現実的対処——「燃え尽き」と人格発達、倫理
15 医療コミュニケーションとQOL
16 未来に開く総合的創造的教育

第1章　総論──医療分野におけるコミュニケーションの基礎

 医療の基盤としての人間学

「医療経営には哲学が必要だ」などということは、病院経営者たちの集まりにおいてしばしばいわれる。たしかに、ある種の信念や確信、そして物事に対する深い理解を持っていれば、コミュニケーションが行いやすくなるし、ひいては医療経営がうまくいくことはいうまでもない。しかし、ここでいう哲学とは何だろうか。単なる個人的信念の押しつけは、他人や組織にとってはただの迷惑だということも起こり得る。本節では、その哲学を考える前に医療と哲学を結ぶものとしての人間学について考えてみる。

1　医療には人間に対する深い理解が必要──人間を理解するための「人間学」

　人間を対象とする医療は、当然のことながら人間に対する深い理解が必要である。そして人間を理解する学問を総合的に「人間学」という。ところが、人間学も医療の発展と並行するように、その研究の要点が推移している。まずそれを理解することで、今日の医療が拠って立つところが明らかになる。

　前もって結論的な言い方をすれば、人間学は、そして医学も、物質としての人体を対象とする発想と、心身そして社会、環境までも含んだ総合的な発想とが時代の変化に応じて登場してきたといえる。

　人間学はドイツ語ではAnthropologie、英語ではanthropologyというが、その文字の意味としては茅野良男『哲学的人間学』（塙書房、塙新書、1969年／1975年）でも「十六世紀にはもっぱら人間の身体の構造を論じ、十七世紀からヨーロッパで主として人間の心理学と身体学あるいは解剖学との両面にわたるようになった」（p.50）と指摘されるように、近代では主に人間の肉体的側面を論じる学として理解されてきた面もあり、20世紀初頭においても主に肉体的な側面や社会的な側面から自然科学の一角として論じられてきた面もある。

　しかし、人間学とは「人間とは何か」を研究する学問であるから、本来は、実際にはすでに古代ギリシャに哲学がすべての学を含んでいたように、哲学そのものだったのではないかとさえ考えることができる。

　例えば、菅野盾樹『人間学とは何か』（産業図書、1999年/2001年）では、このような古代の哲学に人間学の嚆矢を置き、近代の物質的な科学の影響で先の狭義の人間学が突出的

に現れてきたようにみられるが、やはり、総合的な人間の学が人間学であると、歴史的変遷を踏まえて論じられている。

ここまでの人間学の歴史的変遷からも、医療の対象としての人間を総合的に捉えなければならず、例えば単なる物質としてみてはならないことが理解される。また、このことは物質としての人間理解を捨ててしまえというのでもない。物質も重要な、それも比較的わかりやすい人間の一要素である。その側面を1つの突破口として医学は発達し続けているのも事実である。これらのことを明記しておいて、より深い人間に関する考察へと向かう。

2 「人間学」は「人間」を焦点として「人間とは何か」を問いつつ他のすべての学をそのまわりに体系的に位置づけていく学問

この「人間とは何か」という問いには重要な問題が含まれる。この「何か」は、目の前の様々な人間を観察し事実を羅列するだけでは見えてこないものを意味しているからである。

例えば、「机とは何か」と問うとき、あれやこれやの机の種類を挙げても最終的な答えには行き着かない。個々の机を観察しつつ共通点を見い出し、さらにそこから本来机でなければならない要点を導き出す。この「本来の要点」とは、それなくしてはそのものが成り立たないものとして、「本質」もしくは「同一性」と呼ばれる。机においてはその機能性を述べれば本質を語ったといえ、事は簡単であろうが、人間はそうはいかない。

「人間が人間としてあるために欠くことのできないもの」について考察すると、肉体を失った歴史上の人物に対してさえそれを疑いもなく「人間」と呼んでいることに気づく。つまり、肉体そのものが、「本質」もしくは「同一性」ということではないのだ。さらに、人間は個人であっても、社会や環境すべてに何らかの影響を及ぼし、また反対に、それらすべてから影響を受けるという共通性がある。となると、社会や環境といった世界存在さえ、「人間の定義」としてどこかに含まなければならないようである。

この問題の答えは後に詳しく述べるが、人間を取り扱う人間学は、人間に限らず世界存在すべてを視野に入れて考えなければならない学問だということを確認しておきたい。すなわち、人間学とはいっそう学問の全体を意味するということだ。しかし、一方で「人間とは何か」という問いには、「人間」という焦点があることは看過できない。すなわち、何らかの領域を設けるというのではなく、「人間」を焦点として「人間とは何か」を問いつつ、他のすべての学をそのまわりに体系的に位置づけていく学問を「人間学」と解する。

医療ももちろんそのような人間学の対象となるが、人間学が領域のない全体だということから、それら諸学に展開する以前のすべての根本であり展開原理でもある哲学そのものについて考えておかなければならない。一見迂遠なような考察が、実は、人間学や医学を総合的に論じるうえでの近道でもある。次節では、その哲学の考え方のうち、人間の生き様や、あり方を考察するにふさわしい側面を確認する。

2 存在・認識の根本としての哲学

　医療の根本に横たわる哲学的思考は、一般に述べられる哲学と同一である。端的にいえば、哲学とは「存在とは何か」を問い、それと表裏一体となった「認識とは何か」をも考察する学である。医療の根本もこれらをどのように考えるかにかかっている。もちろん、それは普段には必要性が理解されにくい。しかし、医療現場や医療経営の場で危機的状況が起これば、「存在」と「認識」を根本から考える意義が見えてくるはずである。そして、このような思考の深みから行われるコミュニケーションは、最後の危機管理でもある。ここでは、その入り口を述べる。

1　「ある」ということの意味

　「哲学のテーマとは」と問われて最初に答えるとしたら、それは「ある」ということだと答えるべきであろう。その「ある」ということ、すなわち存在に関して哲学者は絶対的な存在を求めてきた。その1つの解答が「存在とは唯一絶対無限なものだ」ということである。つまり、世界はたった1つの無限な存在そのものだということである。

　例えば、ヘーゲル[*1]にとって絶対的存在は「精神（Geist）」と呼ばれるが、「精神が自分の中を進み行くときにはその自己意識の夜に沈んでいるが、その消えた現存在（Dasein）は、その中に保存されている。」（G.W.F.Hegel, Phänomenologie des Geistes〈1807〉, Verlag von Felix Meiner, 1952, S.563-564）と述べられるように、唯一絶対無限な存在は、それ自体の一部としての個々の実在を自覚すれば個々の対象が認識できるが、本来それは絶対的存在のなかに眠っているようなものだと考えられる。

　すなわち、世界や宇宙の文字通りすべてが、物質的な存在も精神的な存在も、とにかくもろもろのすべてが、この唯一絶対無限な存在に含まれることになる。このような理解の一典型が、後述する場所論である。「ある」をこのように捉えると、以下の「知る」の客観性の保証にも繋がるし、また、医療現場では個体の生命の捉え方にも関わってくる。例えば、「死」を絶対的な事実だとすることが曖昧になってくる。なぜなら、唯一絶対無限な存在は、一個の大きな生命を有し、すべての存在物はその一部を担っているにすぎない。とすると、「死」はある条件のもとで定義されていることになる。すなわち個体の物質的死は「物質としての個体」という定義に、諸条件を加えたものであり、先に述べたような

総合的な人格とは異なる。これらのことについては、後に詳細に述べる。

2 「無知の知」という知り方──フッサール哲学によせて

　唯一絶対無限な存在は客観的な存在であり、個々の認識の彼方に存在することはいうまでもない。これに対してそのような存在を認識する我々の知は、限界もあれば誤解もする。このことに気づくことが哲学の始まりだとしたのが、ソクラテスの「無知の知」、すなわち自らが無知であることを知ること、である。その近代的な説明を、フッサール[*2]の現象学に求めることができる。

フッサールの現象学

1）現象学的還元（Phänomenologishe Reduktion）
「あらゆる超越的措定の排除」（Die Idee der Phänomenologie:fünf Vorlesungen, S.5）エポケーとも呼ばれるが、これは、自分の判断の対象は主観を超えて客観的超越的なものであるとする超越的判断を括弧に入れて、すべての認識は主観的なものだと認識し直すことである。

2）本質直観
　他方フッサールは本質を直観することの意義を述べる。直観は個々の分析的な認識に較べて全体を捉える総合的判断である。主観の枠を超えた真理を直観するのは理想ではあるが、直観は論証不能であるし、「無知の知」を考えればきわめて困難でもある。

3）論理的解釈
　直観では得にくい真理を分析的に求めるのが論理的判断である。これは、分析的判断であり、ある前提を関数とするような判断である。すなわち、前提に限定された範囲での真理である。これは情報を前提に基づく因果性で結ぶもので、第三者があとで辿ることができ、他人による論証が可能である。

4）構成理論
　フッサールの構成理論は、1つの事柄は世界すべてによって構成されたものであり、本来客観的なものであるとされるものである。このことは、後継者ハイデッガー[*3]の循環理論をその典型として、論理的思考と、我々の真理認識への可能性を開くものである。すなわち、本来客観的なのだから、ある事柄は本来客観的な意味を指し示している。その客観性を求めて我々は主観の枠を通して指向的に誤りを修正しつつ客観性へと迫ることができ、その構造は循環的だというのが循環理論であり、客観的真理へと迫るその方法が論理である。

出典：『現象学の理念（E.Husserl, Die Idee der Phänomenologie:fünf Vorlesungen, Martinus Nijhoff, 1973）』ほか

このように哲学は我々の生き方の根本に横たわる真理である。以後、そこを起点として発展的に述べる。古来すぐれた医療従事者は、何らかの意味でこのような発想の切り口を持っていた。「医療とは何か」「生命とは何か」等々、本来は悩みつつも現実の医療を遂行している場面もあるのではないか。この章の内容はほんの一端でしかないが、考察の方法に医療の根源を考える手がかりがあるはずである。

＊1：ゲオルク・ヴィルヘルム・フリードリヒ・ヘーゲル（1770-1831年）　ドイツの哲学者。
＊2：エトムント・グスタフ・アルブレヒト・フッサール（1859-1938年）　オーストリアの哲学者・数学者。
＊3：マルティン・ハイデッガー（1889-1976年）　ドイツの哲学者。

存在・認識の根本としての哲学 ❷／場所と歴史という考え方 ❸

③ 場所と歴史という考え方

　唯一絶対無限な存在という「ある」に関する考え方には、反面、「個とは何か」という問いが成立する。この点に整合的に答えるのが西田幾多郎*の場所論である。一見抽象的な思考構造であるが、そこでは生命の意義、個と全体との関係などの根拠が示され、それゆえに、医療経営のすべての場面でものを考える根拠になる。

　難解な叙述を、筆者が先に事典項目として執筆したものをもとに（中村元監修、峰島旭雄責任編集『比較思想事典』東京書籍、2000年＝拙筆項目「場所［現代思想］」p.412-413）、まとめたのが以下の各項目である。

■（1）唯一・絶対・無限な存在としての場所

　西田幾多郎にとって、「場所」という語は、古来哲学のテーマであった「存在」そのものを指す。「存在」とは、唯一・絶対・無限な存在と、個々の存在（もしくは存在者）を意味する場合があるが、西田幾多郎はまず、唯一・絶対・無限な存在を「場所」と呼ぶ。すなわち、「場所」はすべての個々の存在対象をその部分とする唯一のものである。古来しばしば呼ばれてきたように「神」と呼ばないのは、また、「存在」とさえ呼ばないのは、特定の先入観で定義してはならず、また、意識の対象であってはならないからである。言語的ネーミングに苦労した挙句、「ありか」とネガのように呼ぶのがぎりぎりのネーミングだとしたのである。

■（2）場所の自己限定と個による場所の限定

　絶対的な全体と個の関係は、次のように述べることができる。

> 「全体としての場所は個を限定し、個は全体の表現や発展として場所を限定する。」

　すなわち、全体が個を生むのであるから、全体は全体的な構成によって個を限定するのであるが、生み出された個は、個として自己表現する。我々は絶対的な全体を一気に認識することはできないが、個々の存在（者）を通してそれらの無限な総体としての全体を認識する。その個が豊かであればあるほど、全体は豊かになる。このように、個は全体を限定し、全体と個との相互限定が成立することになる。

(3) 場所論における歴史的根拠

さて、このように全体と個とは、相互に限定し合っているといえるが、それは静的なものではなく、脈々と動いていくものである。その動きの軌跡が歴史となる。したがって、「全体と個の相互限定のダイナミズムが歴史となる」と述べることができるのである。

(4) 歴史理論に基づく人間、社会解釈

ここから、このような歴史理論に基づく解釈学の可能性が開ける。すなわち、「歴史における全体と個の相互限定のダイナミズムを解析すれば事柄の本質が見えてくる。」として、新たな解釈学の可能性を探ることができるのである。

このような場所論の応用においては、場所を具体的、空間的な場所に置き換えても、相互限定のダイナミズムが成立することを確認する。哲学的な理論はもっとも普遍的な理論であり、その構造が普遍は特殊な状況に適用されなければ真の普遍とはいえないからである。したがって、例えば病

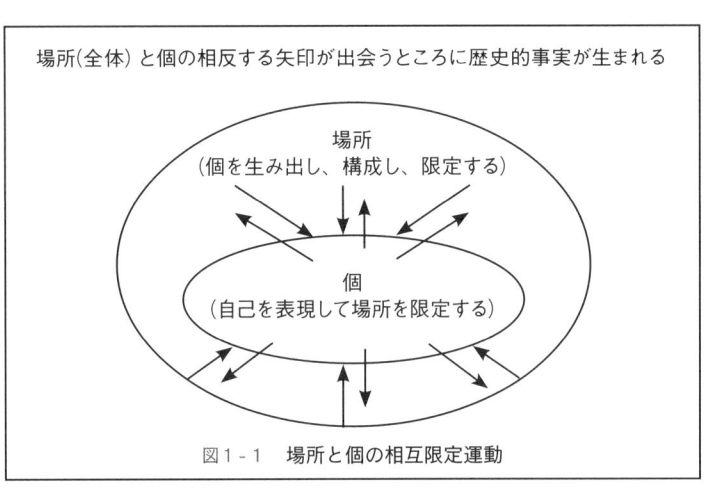

図1-1　場所と個の相互限定運動

院のある場所、患者の生まれ育った場所なども、そこに生きてきた人々との相互限定作用で歴史が作られているはずである。

また、場所は物理的空間ばかりを意味するわけではない。特定の人間でもよいし、抽象的な概念でもよい。あくまでその語によって表現された全体と、それに付随する個別的な事柄との関係として捉え得るものである。例えば、後述する人格発達論的視点は、一個人の人生を場所として捉え、その普遍モデルとしての人格発達論を、特定の人生という場所の特殊性を読み取る基準や目安とするものである。

さらに、場所論の心理学的応用としては、場所の心理的意味の考察がある。表現療法で用いられる、映像表現（例えば、描画や箱庭療法など）の、矩形の内部における場所の意味については、場所のある部分が、表現されたアイテムの意味に、前提的に被さることになる。このことは、次節に後述する。

＊西田幾多郎（1870-1945年）　哲学者であり哲学における京都学派の創始者。

4 表現療法と場所の意味

　場所が前提的な意味を持つ、というのは、例えば、東京の都心で生まれ育ったものと、地方の田園で生まれ育ったものとに、それぞれの場所が前もって性格や生き方に影響を与えるのではないか、という発想を考えれば理解しやすいが、表現療法における場所の意味はより単純なかたちで場所の意味を考えさせるものである。

　筆者はこれまでの実験的成果や優れた他の研究者の成果を各所で述べてきたが（その一端は、拙編著『場所論と癒し』ナカニシヤ出版、2003年、p.3-24）、図１-２はそれらを統合した一例である。ここでは、矩形内部には記されたような心理的意味が現れやすいという意味で、場所の個に対する限定である。他方、それぞれの場所に表現された個は、自らの象徴的意味によって、場所の限定に豊かな意味を重ねることになる。

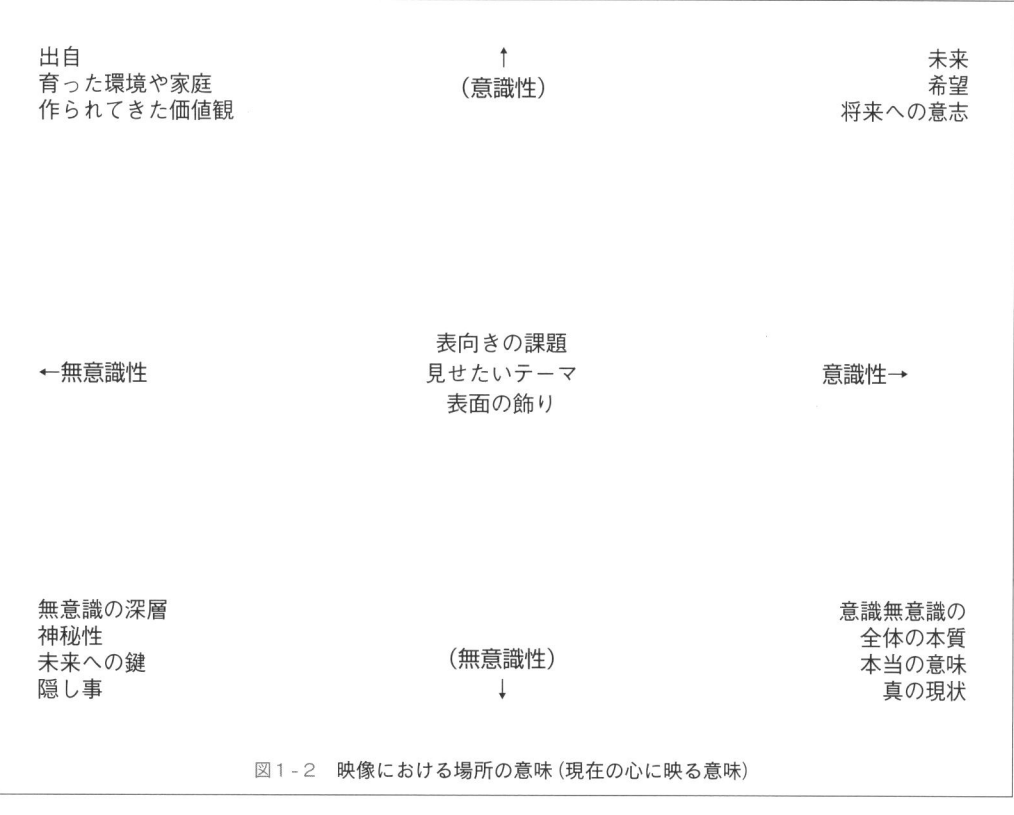

図１-２　映像における場所の意味（現在の心に映る意味）

この図で特に確認しなければならないのは、右と左の意味である。

　映像表現において、右は意識的、すなわち自覚的な傾向性を意味し、左は無意識的、すなわち無自覚的な傾向性を意味するとされる。また、これは上が意識的、下が無意識的と、上下関係にも当てはまるが、上下と左右とでは、左右の方が優位であるとされる。

　以上のことを前提として、各場所の意味の例を記したものが図1 - 2であるが、これは、箱庭療法他の映像的表現療法に適合するとともに、日常生活のそこここで思い当たることがある。

　典型的なものは舞台芸術の上手（かみて＝向かって右）と下手（しもて＝向かって左）である。主役が堂々と現れるときや、地位の高いものが登場するときには上手からである。

　また、トイレが同じ条件で並列する場合には多くの場合には、向かって右が男性用であり左が女性用である。長い歴史において男性は文化の意識面を受け持ち、女性は無意識面を受け持ってきた名残りともいえようが、もちろん、昨今における両性の特徴の変化によってこれも変化しつつある。例えば、女性が多く利用する施設などは、女性用が右にある場合も増えている（ちなみに、建築学上では女性トイレは、諸事情から男性用より奥につくることになっているとのことである）。

　さて、このように場所が普遍的に個体を限定するとしても、個体は個体独自の意味を持つ。実際の分析や、それを用いたケアの場合には、その個体独自の意味を、この場所の意味と重ねて解釈するのである。ただし、この解釈はあくまで、ケアする側の頭のなかで行うことであって、そのまま表現者にフィードバックしてはならない。すなわちフィードバックは、表現者の意識無意識構造を変化させることになるのだから、後述するような、患者のような対象者のエネルギーの量と質を考慮して、真の発達を促すことを最前提にして慎重に行わなければならない。

　また、これらは、医療経営における病院の設計、各部局の配置、花瓶、絵画などの設置場所など、すべてに関係してくることである。筆者はかつて自動車販売店の展示構造のアドバイスを依頼され、目玉となる新車の配置を変えることで売り上げに貢献したことさえある。

5 人格と心身論

本書では「人格発達」を軸に述べていくが、そもそも「人格」とはどのように定義されるものだろうか。

1 哲学による考察

その考え方の目安になるのが、「心身論」すなわち、心身に関する考え方である。医療従事者にとって心身論はもっとも必要な考察かもしれない。そして、心身の必然的関係を問題にする心療内科が市民権を得た今、心身に関しては究極的には統合的な存在だというところでの合意が成立している時代だともいえる。もちろん現実的な治療現場では、解剖学に典型的にみられるような、人間の物質的存在としての存在様態が特に強調される場面もあることは当然である。人間は、人格として多様な側面を有し、症状と治療の姿は、その様々な側面のどこかに焦点を合わせて遂行することで専門性を発揮しているのである。

1）「心身二元論」デカルトの提唱

「心身」という言葉からも明らかなように、人間を心身の統合体であるとみなす考え方が近代の主流になってきたが、哲学史上、心身がそれぞれ独立した実体であるとした「心身二元論」を唱えたのはデカルト[*1]だとされる。しかしそのデカルトも「省察」などによると、心と身の、それぞれの存立の保証を神に求めるという、神による一元論を唱えたともいえる。この「神」を本書の第3節「場所」と置き換えれば、現代的な発想と通じることになる。と同時に、個を構成する世界存在は無限な多様性を有し、人間も単に心身ばかりではないということも明らかになる。

2）「『人格』を正確に記述しようとすると、「人格」を主語として無限の述語を記述しなければならない」ストローソンの提唱

このような発想から、人間を「人格」と捉え、それは多様な側面の統合体であるという考え方を示したのがストローソン[*2]（P.F.Strawson）である。P.F.Strawson, Individuals, An Essay in Descriptive Metaphysics（Methuen, 1959/1971）によれば、「人格」を正確に記述しようとすると、「人格」を主語として無限の述語を記述しなければならない。それらの述語はすべて「人格」の側面を意味するのである（p.101-

> 102）。
> 　この考察は、本来、統合的な人格において、心身は、統合的な人格の諸側面でしかない、ということと、それぞれの側面はそれぞれに現実的である、ということを意味しているといえる。
> 　さらにこの事実に、先の場所論を重ねれば、人格には、文学作品のような象徴的な表現をも可能であり、唯一・絶対・無限な存在たる場所を表現するすべての無限な言葉が述語になることができる。すなわち、1つの人格はたしかにある人格という主語を持つが、その範囲は主語を焦点として無限の広がりを有する。

2　医療経営の実践からの考察

　医療従事者にとって、このことは自分自身の問題であるとともに、対象としての患者の問題であるから、問題が深刻になる。治療自体は、個々の医療従事者の専門性に委ねることになるが、それには論理的、本来的に限界があることを周知しておかねばならない。今日盛んになってきたチーム医療の必然性がここにもみられるのである。

　例えば、医療経営において患者は、絶対に治さなければならないという目的の対象であるとともに、医療機関の運営に欠かすことのできない医療費を負担し、医療機関の経済的存立を保証するものでもある。患者という個人を取り巻くすべての、そして無限の事柄には、このように一見異質な要因さえ含まれるのである。そしていかなる場合にも、1患者という人格は1人である。1人の患者という主語に連なる無限の述語が広がり、それらすべてが時と場合に応じて患者とともに姿を現す。このことを認識しつつ、医療行為は遂行されなければならない。

■医療従事者は人格のすべての面を磨かねばならない

　このことは、医療経営すべてに関わる人格に関係する発想である。医療経営の中心人物は、ワンマンであればあるほど、他の医療従事者や患者から、このような総合性のすべての側面を観察され、注目され、不幸な場合には陰口を叩かれていることを自覚しなければならない。もちろん、それゆえに医療従事者は人格のすべての面を磨かねばならないし、逆に、その人格を磨くという行為が、たとえ、直接医療に結びつかなくても、他者を納得させる場合もある。

　上品な趣味などがその例に当たるが、ここで注意しなければならないのは、当の医療従事者の社会的役割、いわば、当の人格の生きていく焦点をずらさないということである。あくまで、医療従事者は、完璧な医療行為を目的としている。このことに結びつくような上品な趣味であれば、周囲の尊敬も増幅することになる。逆に、最近ますます社会的にも

人格と心身論 ❺

厳しくなってきた喫煙のように、健康を職業とするものの、明らかに健康に害を与えるであろう行為に対しては、本人の自覚以上に周囲の目は厳しいことを覚悟しなければならない。

　このように人格を磨くということが重要になってきたが、次節ではその目安となるものの一例(エリクソンによる人格発達図式や、交流分析の人格完成基準)について述べる。

＊1：ルネ・デカルト（1596-1650年）　フランスの哲学者・数学者。
＊2：ピーター・フレデリック・ストローソン（1919-2006年）　イギリスの哲学者。

人格発達の目安①
──エリクソンの人格発達論

　エリクソン*の人格発達論について筆者は、すでに何度か論文等にまとめて公表しているが、ここでは拙編著『三浦綾子の癒し──人間学的比較研究──』(中川書店、2004年、p.10〜12)に拠って概説する。
　エリクソンの人格発達論には、はじめに次のような骨格となる論点が指摘される。

エリクソンの人格発達論

1) ライフサイクル (life cycle)
　人格は生涯を通して発達する。その発達過程はいわば「予定表 (ground plan)」のように決まっている。
2) 漸成原理 (epigenetic principle)
　ライフサイクルは8段階の心理・社会的発達段階に分けられ、発達は段階を追って進行するが、発達の各段階では得られるべき課題があり、それは各段階において対立的要因の統合として獲得される。それが解決されなければ危機として現れるが、その危機を克服することで、その時期特有の心理的能力を獲得する。
3) 危機説
　ある段階で得られるべき課題が得られなかったら、それは危機的課題としてその後の人生に持ち越される。

　そして、以上の骨格をもとに、具体的に各段階を述べたものが図1-3である。左端(乳児期〜老年期)が各段階の名称。その右に記されるのが、各段階での対立的要因(基本的信頼対基本的不信〜統合対絶望、嫌悪)とその統合によって得られるべき課題(希望〜英知)である。下の段階で得られなければ、課題は上の段階にまで持ち越され、問題を発生させ続けることを意味している。
　この考え方が実際には次のように適用される。
　例えば、ある大人の患者の行動や心理を観察する場合、特に異和感を与える状態や、症状については、どこかの段階で得られるべき課題を乗り越えていないことが推測されるとする。それだけでは、理論上の推測でしかないが、ちょうどその課題に相当する時期に、

人格発達の目安①──エリクソンの人格発達論 ❻

Ⅷ	老年期	統合	対	絶望、嫌悪	［英知］
Ⅶ	成人期	生殖性	対	停滞	［世話］
Ⅵ	前成人期	親密	対	孤立	［愛］
Ⅴ	青年期	同一性	対	同一性混乱	［忠誠］
Ⅳ	学童期	勤勉	対	劣等感	［適格］
Ⅲ	遊戯期	自主性	対	罪悪感	［目的］
Ⅱ	幼児期初期	自律性	対	恥、疑惑	［意志］
Ⅰ	乳児期	基本的信頼	対	基本的不信	［希望］

図1-3　心理・社会的発達段階と獲得すべき課題

出典：(E.H.Erikson,The Life Cycle Completed,Norton,1982/1998,p56-57、Chart 2) 訳語はほぼ、村瀬孝雄・近藤邦夫訳『ライフサイクル、その完結』(みすず書房、1989/1999年) に従う。また、右端の獲得すべき課題については、岡堂哲雄ほか『患者ケアの臨床心理─人間発達学的アプローチ』(医学書院、1978年) による。

実際にそのような課題を乗り越えるのに困難な生育史的状況があったとすると、その課題が当の患者にとって大人になるまで解決し残したものであることがより高い確率をもって想定される。その仮説をもとに治療や教育、学習を実践していくと効率的だといえる。もちろん、仮説はあくまで仮説であるから、必要に応じて原点に返る心構えが必要なことはいうまでもない。

さて、現実的な治療や教育、学習であるが、ある段階で得られるべき課題は、その段階で得られなければならない、ということが困難を予測させるとともに手がかりにもなる。

困難については、例えば「大人の場合には人生を後戻りできないのだから、治療や教育、学習して課題を克服することは無理ではないか」というものである。

これに対して、手がかりとしては、心理的に、その課題に相当する段階に戻せばよいのではないか、と考えられる。後述する「退行」がそのダイナミズムに相当する。あとで詳述するように、「退行」とは心理的に発達段階を逆行することを意味する。医療的な手法で「退行」を促し、そこで、意識無意識の構造や、行動様式に変容をもたらすことで、ふさわしい発達の軌道に乗せることが理論上は可能になる。その前提で様々な手法が考えられるのである。

＊エリク・ホーンブルガー・エリクソン (1902-1994年) ドイツ生まれ。アメリカの発達心理学者・精神分析家。

7 人格完成の目安②
——交流分析（TA）の人格発達論

　人格発達の目安で、その目標をわかりやすく示しているのがTA（Transactional Analysis：交流分析）における人格図式である（表１-１）。これは、人格を５つの要因に分け、そのそれぞれにおいて発達しているのか、それとも未発達であるのかを観察的事実から推測するものである。

表１-１　TA（交流分析）における人格図式

要因	内容	発達した性格	未発達の性格
CP（Critical Parent）	父親的・批評的親性	原理・原則に基づく厳格	個人的好みのあら探し
NP（Nurturing Parent）	母親的・養育的親性	本人にふさわしく養育	過保護・過干渉・疎外
A（Adult）	大人性	情報収集・論理的現実性	空虚な合理性
FC（Free Child）	自由な子ども性	他人も愉快にする自発性	他罰・傍若無人
AC（Adapted Child）	順応した子ども性	他人も愉快にする素直さ	自罰・内向・引きこもり

（杉田峰康『交流分析のすすめ』日本文化科学社、1990年を一部改変）

　人はこの表１-１の左端の５つの要因すべてを有し、そのすべてにおいて発達した性格を持てば成熟し、円満な人格であるといえる。もちろん現実の様々な場面で我々は５つの要因のどれかを表に出して行動する。しかしそれでも、それぞれの発達した性格を表現することが良好なコミュニケーションと人間関係をもたらす。

　この場合、例えばCPやNPは、これまで「父親的」「母親的」といわれてきた性格であるが、現実の父親や母親のどちらかに偏在しているわけではない。譬えシングルファーザーやシングルマザーであったとしても、否、むしろそれだからこそ１人の親は父親的プラス母親的要因を自分の一個の人格に育てるべく努力する。「的」とは、そのように解するものである。

(1) CP（Critical Parent）

　直訳すれば「批判的」となろうが、西欧語の"Critical"と日本語の「批判的」とは少しニュアンスが異なり、西欧語には「研究」「探究」という側面も加わるとされるので、本書では「批評」と訳しておく。これは、「厳格」な態度として表現されるが、発達していれば原理・原則に基づいているし、そうでなければただのあら探しでしかない。

(2) NP（Nurturing Parent）

"Nurturing"と言われるように「養育的」側面である。これが成熟していれば本人にふさわしく、本人の発達状況に合わせて養育できるが、そうでなければ、ただ自分の好みを押しつけるだけの親となり、「過保護」や「過干渉」という態度に現れる。ここではあえて「疎外」を加えたが、これは、あるものがその本質以外のものと置きかえられるという意味である。近年、とみに深刻化している虐待をする親はこのような点で極端に未熟であるといえよう。

(3) A（Adult）

表に示されるとおりの情報収集する能力や論理的現実性を持っているかどうかである。例えば、社会体制や他人のことをあれこれ議論する割には、自分では何もしない場合がこの未熟な場合に相当する。最近、医療や教育現場で問題になっている喫煙・禁煙問題も、健康やエコ社会、環境問題を論じる立場でありながらヘビースモーカーであれば、このAの点で本当は未熟である、という側面から論じることもできる。

(4) FC（Free Child）

子ども性のうち自由な側面である。「自発性」という言葉通り、人格や社会の発達には特に欠かすことのできない要因であるが、他罰に走って他人に責任を押しつけたり傍若無人に振る舞って他人に迷惑をかけたりなどでは、ただの迷惑な存在でしかない。自由に振る舞ってそれが他者にとっても心地よいことが成熟の条件である。

(5) AC（Adapted Child）

いわゆるよい子、素直な子であるが、それが窮屈と感じられ、他人からみると息苦しさを与えるようだと、実はその点で未熟なのである。「自罰」や「内向」と示されるように、心理的に内にばかり向くことは、危険を伴うし、現在問題になっている「引きこもり」はその行動的な表現だともいえる。

このようにみてくると、実は、これらすべてが相互に関連し合っていることがわかる。各項目をそれぞれに発達させることが、実は連関し合っている人格の全体を豊かにすることである。

なお、TAはそもそも人間関係の改善の手段として開発された。発達的な側面と未発達の側面をそれぞれ数値化し5つの点を結ぶ折れ線グラフをつくると人格の型、エゴグラムができる。その型を見比べて、より未熟な人格とより成熟した人格とが交際すると、より成熟した人格の側がエネルギーを吸収され、疲労が増大するとされている。友や伴侶を慎重に選ばなければならない所以である。さらに、この図式は、組織そのものや組織を構成する人間関係にも応用できるし、特にその改善に力を発揮することはいうまでもない。

8 退行・再統合と昔話における人格発達パターン

　筆者はかつて、日本の昔話にも世界各国の英雄伝説と同様に、英雄譚における主人公の発達段階に典型的なパターンがあることを指摘した（拙著『人格発達と癒し―昔話解釈・夢解釈』ナカニシヤ出版、2002年、p.24-28）。それは、「誕生―成長―冒険―結婚・人格の完成」というものである。

　そして、その段階に沿ってうまく発達していくためには、「退行・再統合・エネルギー」に配慮すべきであるとした（同書p.12-16参照）。その対応関係は以下のように示される。

1）誕生―モチーフ（潜在的テーマ）[退行（統合崩壊）の兆し]
2）成長―モチーフの展開[退行への予感]
3）冒険―テーマの発現[退行から再統合への過程]
4）結婚・人格の完成―テーマの終結[再統合]

(1) 退行・再統合

　退行とは、意識と無意識の境界が曖昧になり、混乱し、エネルギー（ここでは大まかに生命力と解する）の浪費が起こることをいう。発達段階でいえば、特に冒険の段階でこのことが顕著である。しかし、混乱しているということは、むしろエネルギーさえ充足すれば必要な方向への統合、すなわち再統合、発達が得られやすいことになる。この場合エネルギーは量と質とで考えられる。

(2) エネルギー

　エネルギーの量は、寝る、食べるなどで象徴されるような量的目安で測ることができるエネルギーの状態である。

　これに対してエネルギーの質は、エネルギーを合理的に使うことができる構成である。この構成は、先の場所論に関して述べたように全存在の構成である。昔話を注意深く探ると、このようなエネルギーの量と質とに配慮されつつ、物語が進行しているといえる。

　「一寸法師」は、このような概念がもっとも典型的に示される物語である（なお、「一寸法師」という言葉自体は、時に差別語ととられるので乱用すべきではないが、ここでは学術語と

して使用することを断っておく。また、この言葉もそうであるが、後述するように昔話や物語の言葉は象徴的な意味合いが強い。この場合も人格的未熟さを意味しているのであって、表面的な身体的意味とは異なることを確認しておきたい)。

さて、一寸法師の誕生は、小さい、すなわち人格的に未熟であるところから始まる。さらに、成長してもそのまま、すなわち人格的未熟さが目立ってくることになる。そこで、村を出ることになるが、「広い世界を見たくなりました。」という優等生的出発もあれば、地域によっては、いじめられてやむなく村を後にする、というものもある。表面的には異なるようだが、物語全体を見通せば、誕生─成長の過程で露呈してきた人格的未熟さを乗り超えるための冒険への旅立ちであることはいうまでもない。一般に冒険は意識と無意識の境界が曖昧になり混乱する。その意味で、退行している状態だと言える。物語ではテーマに応じてさまざまな冒険を設定するが、どれもこのような退行を意味している。冒険を経て問題が解決するが、それを再統合と見なすことができる。

このように冒険すなわち退行であるから、混乱や戦いがつきものである。一寸法師の場合、結果からいえば、この混乱や戦いは異性との結婚に至るテーマである。初めての冒険は、姫との出会いである。初めての異性との出会いは、一寸法師の小ささ、すなわち未熟さのゆえにまだ遊び相手でしかない。しかし、ここでストーリーテラーは、密かにエネルギーの充実を提供している。一寸法師が今いるのは都であり、生まれた家よりはずっと裕福な環境で、しかもこき使われるのではなく姫の遊び相手というゆったりした生活である。ここで主人公はエネルギーを蓄積していることが暗示されている。

本格的な冒険は鬼との戦いである。昔話における鬼は必ずしも悪いものばかりではないが、この場合は姫をさらおうとする卑しい性的関心の象徴として現れる。一寸法師は、その腹に入って内部深く戦い勝利する。このことは、共時的に一寸法師自身の内面的成長をも意味している。ここで、勝利したのは十分なエネルギーが蓄えられていたからであり、勝利することでエネルギーが充実した構成を持つことになる。

昔話や英雄譚では、人格の完成を結婚で象徴することが多いが、一寸法師は打ち出の小槌という不思議なアイテムで大人になり結婚する。このようなアイテムは昔話や物語にはしばしば登場するが、すべてもたらした結果から意味づけられる。この場合は生存原理そのものだといえる。

さて、このような「一寸法師」的パターンは、人格発達の途上ではしばしば指摘できる。また、このような「退行・再統合・エネルギー」を軸に、医療行為を考えることができる。表現療法や作業療法、催眠療法などは、意図的に退行をもたらす治療法でもあるが、当然治療者は、再統合を目標としてエネルギーの状態に着目しつつ治療を遂行することになる。また、医療コミュニケーションの場面では、このような「退行・再統合・エネルギー」を前提にしておくと、相手と自分との状態把握に役立つことになる。

9 医療コミュニケーションの基礎となる理解能力

　医療コミュニケーションは、多様なバックグラウンドを有する患者を対象とするだけに、医療従事者の側にも多様な理解能力を必要とする。本書「第2章　各論」でも述べているが、論理的能力は正確なコミュニケーションには必須能力である。そしてそれゆえにこそ、より基礎的な理解に対する論理的知識を持っておかなければならない。まず、その根本的な側面を確認する。それは、「解釈するとはどのようなことなのか」である。
　まず「論理的解釈とは何か」であるが、それは「個々の事柄を因果関係で結びつけて解釈すべき対象の本質的意味を説明することだ」といえる。
　そして、そのような論理的考察を定義するならば、以下のように列記される。

> 1）論理的考察とは、情報を筋道に沿って繋ぎ、情報と繋がれた情報群の意味を求めるものである
> 2）情報を繋ぐ、とは、因果性に基づくのであるが、その因果性はある前提的概念に適合するものである。したがって、因果性の網の目を結ぶ前提的概念を確認しなければならない
> 3）このような因果性の網の目に結ばれた情報は、検証が可能である
> 4）同様に、因果性の網の目に結ばれた情報は、正確に保存、伝達できる

　解釈とは真理探究を目的とする。その真理については、歴史的には様々な定義が示されてきたが、今日科学的にはほぼ次のような性質をもって真理とみなすとされている。
　すなわち、真理とは、論理的な矛盾のない因果的整合性もしくは頻度性をもって、できる限りその双方をもって真理とみなすとされる。この「矛盾」とは、同一の前提、同一の意味の地平をなす同一の体系の内部において、Aかつ非Aが起こることと解されている。
　例えば、1人の医師は、医師が医師として存在する病院や医療での人間関係という体系のなかでは医師であり、その体系内のほかの立場ではないが、仮に彼が病気に罹って診療を受ける側に立てば彼は患者という立場になる。これは、物理的には同じ病院内で起こる可能性もあるが、解釈する体系は異なるものに変化したことになる。この変化によって、彼に関する全病院内の対処の仕方が変化しなければならないのである。現実の議論において、解釈に矛盾が起こるような場合には「それぞれの解釈がよって立つ地平や体系、前提が異なるのではないか」と考えると解決することも多い。

頻度性については、要するに同じ条件下では同じことが頻繁に起こる、というものであるが、本当に同じ条件下であるかどうかという検証を厳密に行うことが求められる。

また、解釈とは解釈の対象の捉え方に、その対象の性格によって、2つの立場の極を持つものである。

(1) 主観的極

解釈の対象（テキストとも呼ばれる）は、まったく主観的であり、「解釈者の心を解釈すべきだ」とする場合である。この立場の場合には、解釈の論理は認識構造や心理学や心理的技法を駆使することになる。

(2) 客観的極

解釈の対象は、「主観とは完全に独立しているので、解釈者の心理とは無関係である」という考え方である。この立場の場合には、解釈の論理は存在構造や、社会的、物理的存在、自然科学的な原理などを広範に用いるが、あくまで解釈者とは無関係に、一般的、客観的な内容と捉えて解釈するところに特徴がある。

現実的には、両極の相関を考えることが多い。すなわち、解釈の対象は、主観と客観の関係において成立しているという考え方である。ここで用いる論理は主観客観の関わり方の構造であるが、実際には他の両極すべてに関わるのであるから、それらすべての論理に配慮しなければならないことになる。そして、ここに至ればともすれば安易に自分の好きな論理的方法のみ利用しようとするが、それは危険である。例えば、患者の行動の意味を考える場面で、主観的極に偏って、ある解釈を解釈する人の主観的な意見と決めつけることもあれば、客観的極に偏って、ある解釈は絶対に客観的と言い張ることもある。また、論理的方法につきもののある特定の前提にのみ固執して、他の前提の可能性を考えようとしないのは、客観的極に偏った考え方である。実際には、常に、自分が解釈したい対象は以上の解釈における極のどこに位置するのかを考慮することが必要であり、また、その解釈の前提となる内容を明記しなければならない。

以上のことを例示すれば、1人の入院患者が、無断外出をしたとして、この情報を、主観的にだけ捉えようとすると、「担当の医療従事者それぞれがどう思ったか」だけにとどまり、原因や対応についてもそれぞれの医療従事者の主観的判断に任される。客観的にだけ捉えようとすると、一般的な基準を当てはめて類型化すればそれで事足りる。実際には、その双方を突き合わせ、すべての医療従事者相互に矛盾のないように考えていくが、その要素に医療従事者自身の認識の傾向なども考慮しなければならないのである。

10 質的発想と量的発想

　物事を理解し、解釈する方法が、コミュニケーションの基底に横たわることは、これまで述べてきた通りであるが、より厳密に解釈を遂行しなければならない場面では、質的発想と量的発想との区別を明確にしなければならない。

　特に、解釈を研究レベルにまで厳密にしなければならない場面では、質的研究と量的研究の区別とそれぞれの特徴である。まず、質的研究と量的研究のそれぞれの特徴と相互関係の典型的な対比については、瀬畠克之・杉澤廉晴・大滝純司・前沢政次「質的研究の背景と課題　―研究手法としての妥当性をめぐって―」(『日本公衆衛生雑誌』第48巻第3号、日本公衆衛生学会、平成13年、p.340・表1)に以下のようにわかりやすくまとめてある(表1-2)。

表1-2　質的研究と量的研究のそれぞれの特徴と相互関係の典型的な対比

＜質的研究＞	＜量的研究＞
研究のタイプ：仮説生成型	仮説検証型
サンプリング：合目的的抽出	無作為抽出
分析：概念の解釈	数値の解釈
理論・背景：哲学・社会学	数理統計学

　この表を筆者なりに解説し、さらに両者の統合を目指すと次のように述べることができる。

1 質的研究

(1) 研究のタイプ：仮説生成型

　当の論文「質的研究の背景と課題　―研究手法としての妥当性をめぐって―」にも、はじめの判断を「カッコ」でくくるとして、いかなる超越的な判断に対しても、とりあえず「それが超越的すなわち客観的だ」という判断を中止し、まずは「主観的対象ではないか」という立場から出発する現象学的還元(Phänomenologishe Reduktion)に関する語が引用されているように、フッサール(本書p.5参照)の現象学を考察の前提として意識している。

ここでは、考察対象が主観的な性質を持つ以上、その対象の客観的な意味を求めるためには、論理的な真理性を求めなければならないことを確認する。そのためには、前節でも述べたように論理的な真理性の常識に沿って、因果性すなわち因果的整合性があるか、および、資料の頻度性すなわち頻繁に観察されるか、を基準として説明を重ね、論理的に矛盾がないと判断されればそれを真理とみなす作業を行うことになる。それは、当初曖昧であった意味が徐々に姿を鮮明にし、やがて仮説が生成してくるという過程を辿る。

(2) サンプリング：合目的的抽出

研究の大枠は偶然性にも似たそのように曖昧な生成を辿るにもかかわらず、「サンプリング」については、「合目的的抽出」すなわち、ある程度当たりをつけた対象を選択して、論理的説明の手がかりとするのである。ここでは直観が大いに働くことになる。

「分析」においては、「サンプリング」で得られた資料の意味すなわち概念を、論理的に結びつけて全体の本質的意味を解釈するという「概念の解釈」を遂行する。

2　量的研究

(1) 研究のタイプ：仮説検証型

前もって仮説を立てておいてその一定の基準と対象とがどのような関係にあるのかを検証する「仮説検証型」である。

(2) サンプリング：無作為抽出

無作為抽出により偶然収集した多くの資料がどの程度基準に一致するかを確認する。したがって「分析」は、基準に一致する割合や一致の仕方の種類を量的に比較しつつ仮設の基準の妥当性を問う「数値の解釈」になる。

さて、現実的な区別としてこの双方の区別があることを指摘した当の論文の主張は認めることができるが、実際には、量的研究は質的研究に集約されるのではないかと考えられる。

端的にいえば、量的に仮説の基準の妥当性を問うことは、集めたデータがその基準の意味を表現しているということである。すなわち集めたデータの量が、質的意味へと変容するのである。

研究とは、最終的には質的研究へと収斂するといえるが、重要なのは考察の過程であり、技法である。研究論文であれば、その過程を記録することが義務であるから、一面ではわかりやすいともいえるが、現実のコミュニケーションでは、量的発想と質的発想とが混在

して、コミュニケーションが混乱することもしばしばである。その場合は、自分の発想の原点に返って、「単に自分が見聞きした頻度にのみ頼って論理的因果性を見落としているのではないか」あるいは「観察する頻度もないのに自分の自己流の論理で勝手に解釈しているのではないか」などと反省してみることである。もちろん、これらは、考察の過程で本書の様々な考察方法やその目安が反映していることをも考慮しなければならないことをも意味している。

11 医療コミュニケーションに不可欠な論理的訓練

　コミュニケーションに必要な論理訓練としてもっとも古典的でありかつ重要なものは、「起承転結」や「序破急」といった論法に沿って考え、表現することである。
　これらの諸形式は文学や音楽の構成に由来する概念ではあるが、事務的な論述においても同様な考え方を発展させるとわかりやすい（事務文書やカルテにもこのような組立てが前提にされているのである）。
　本書「第2章　各論」で述べる「厳密正確な伝達による危機管理」の根本となるのが、この論理的訓練である。
　なお、近年、アメリカ流の「序論（introduction）本論（main subject・main issue）結論（conclusion）」型が増えているが（吉田健正『大学生と大学院生のためのレポート・論文の書き方』ナカニシヤ出版、1997年／2000年）、これもわが国の伝統的視点の側から考えれば、基本的には「序破急」の発展型と捉え得る。

1　「起承転結型」論理的訓練

　文学作品のテーマを考察する場合など、1つの対象をじっくり吟味して統合的な結論を導く際に有効な形式である。

起（前提）――前置き
承（発展）――説きひろげ
転（転換）――角度を変えての説きひろげ
結（結論）――主張して結ぶ

（出所：保坂弘司『レポート・小論文・卒論の書き方』講談社学術文庫、1978年／2001年、p.54）

　論理的文章の組み立ての一例は以下の通りである。なお、これはあくまで1つの例であり、実際には、簡潔にしたり、豊かな感性や人間性を滲ませたり、正確な論理を追求すべき、より厳密な手法、例えば数量的資料などを導入したりするなどの工夫が求められる。
1）タイトル：表題。
2）序文：その論文で扱うテーマ、目的、資料など簡潔に述べる。長編の場合には、ここにおいてすでに結論を簡潔に述べておく場合もある。「このレポートは、○のテー

マを読み取ることを目的とし、テキスト○を分析する。その場合、○の方法、資料を用いる。」「結論を前もって述べておけば……。」などの言葉を有効に用いて構成する。

3）第1章：起（前提）に当たる。レポートの目的・方法・資料の紹介。序と兼ねてもよい。やはり、簡単に結論を述べておく。

4）第2章：承（発展）に当たる。テキスト、資料に迫って、書き写したり、まとめたりしながら、自分なりに結論をまとめる。当面は焦点を絞って結論を導く。「先に述べた方法に従って考えれば次のように述べることができる。」「テーマは次のようにまとめることができる。」など。

5）第3章：転（転換）に当たる。参考資料や、違う角度からの考察、異論などを参考に、承の結論を強化する。特に、二重否定的な考察があれば厚みが増す。ここでは多彩な資料を用いて広く深く考察するが、それぞれの考察の位置関係を明晰に述べることが求められる。「先の結論の内容と比較すると、次の意味で正しいことがわかる。」など。

6）第4章：結（結論）に当たる。承で得た結論を、転で強化した経緯を簡潔に述べて、得られた結論を精確に記す。なお、最後には残された問題を述べて終わるとよいが、この論文から得られた直接的な問題を最優先に記す。あまりかけ離れたものや、単なる感想にしないこと。「これまでの考察の流れをまとめると次のように示される。」「この考察で残された問題は次のように示される。」など。

2 「序破急型」論理的訓練

「序破急」という言い方は、ほかには「首胴尾」「前提発展結論」「序論本論結論」などとも言われ、特徴は「序」に結論を述べておき、「破」部分に「承」と「転」を混在させる。西欧人の発想ではこれが主流であるが、日本では「序」でしっかり結論を述べさえすれば「起承転結」のほうが理解されやすいようである。

「補述」としての「叙」を加えると考察に厚みが増す

「起承転結型」「序破急型」、いずれの形式でも、各部分に章を増やしたい場合、自由に「補述」を加えることができる（「叙」と呼ばれる）。この「叙」はどこにつけてもよく、特に、「転」や「破」においては用いれば、様々な角度からの考察が重層的かつ多様に展開することが可能となる。

12 文章表現の留意点と論述のマナー

　文章表現を行う際の、わかりやすくするための留意点や、マナーの例は以下の通りである。これも前節と同様、正確な医療コミュニケーションにとっては欠くことのできないスキルである。

1　ねじれ文をつくらない

　ねじれ文とは、主語と述語が形式的にうまく対応していない文章をいう。例えば、「私の未来像は、立派な医師になって、病人を助けたい。」といった表現である。この文章の主語は「私の未来像は」であり、述語は「助けたい」となり、主語と述語がうまく対応していない。他にも、能動と受動がねじれる場合がある。例えば、「この本では、○と述べている。」という場合である。この例文の場合、やはり「述べられている。」と受動にするほうが自然であろう。
　このような文章をつくらないために、小笠原喜康『大学生のためのレポート・論文術』(講談社、2002年)では、「よい文の三原則」として、「短文・単文にせよ」「修飾語を多用しない」「主語・述語関係を明確に」と、主述構造に配慮し、できるだけ簡潔に述べるように心がけるべきことが述べられている(p.197-201)。

2　引用・参照した資料は公開する

　資料に関しては、読者がその原典に戻れるまで紹介する。書籍であれば発行所、出版年、頁まで書き、インターネット情報ではサイトのアドレスとそれを検索した年月日までを記さなければならない。

3　孫引きをせず、引用モラルを守る

　孫引きとは、間接的な情報であるにもかかわらず、直接的な情報のふりをすることで、例えば次のような場合である。A氏の著書に「B氏は○と述べた。」と述べられているのを引用して、A氏のことには一切触れずに「B氏は○と述べた。」と記す場合である。これは、

他人の業績を盗むという犯罪行為であるばかりか、真偽については実に危険なことをしていることになる。なぜなら、A氏の記述の検証なしにそのまま記しているからである。この場合は自分で直接B氏の情報を収集するか、「A氏の記述では」と断らなければならない。このように、情報の引用は正々堂々と行わなければならない。

4　引用や例に語らせて終わりとしない

　リアリティを持たせるため、適宜引用したり例を用いたりすることは技法として重要であるが、前項と同様、引用や例示する場合には、自分としてはそれがどのような意図によるものかを述べるつもりで、自分の言葉に置き換えてまとめ直すのが原則である。長い文章を引用する場合は特にこのことが必要だし、資料として掲載する場合を除いては、その意味でもおおむね400字以上の連続引用は避けるべきである。効果を狙って一語のみを引用する場合もあるが、この場合もどのような意図なのかを示すほうが親切な報告だといえる。

5　私見は論証した上で述べ、感想めいた記述は避ける

　論述は本来自分の意見を述べるものだから、私見が表現される場面が生じるのは当然ではあるが、何の論拠もなく思いつきを述べるのは適切ではない。論理的な因果性に基づいて組み立てるところこそ、個性が発揮される場所だということを自覚して、常に論証を心がけなければならない。

　この種のことは数えたてればきりがないが、論文やレポートを仕上げる際の具体的な内容に関する心構えについては各参考文献のほか、森岡健二監修『新版　文章構成法』(東海大学出版会、1995年)が特に参考になる。この本には、文章構成についての評価表が各章ごとに挿入してあり、自分が書いた文章を自分でチェックできるようになっている。
　また、文章を書くうえでの心構えの根本について、板坂元『考える技術・書く技術』(講談社、1973年)では、それを「誠実であること」と「情熱と忍耐」だと述べられている(p.198-208)。人に何かを伝える場合には、相手を重んじ、先達の業績を大切にし、誠実に伝える心構えが必要である。また、自分の言わんとするものを正確に伝えようとする情熱と、それを遂行するための忍耐が要求されるのである。

13 医療倫理の基礎

　医療倫理については、本シリーズに他の優れたテキスト（初級 第8巻『生命倫理／医療倫理』）があり、ここでの詳細は避けるが、コミュニケーションという立場からいえば、その根本だけは把握しておかねばならない。ここでは、医療現場で常に反復しておかねばならない根源的な考え方をもとに箇条書き的に再確認する。

1　倫理学の根底

　倫理学とは価値および生存の学である。本来、広義の哲学に含まれ、哲学の実践的領域を意味したように、やはり根底には、先に述べたような存在論や認識論が横たわることを前提に語らないと、単なる相対的な議論に陥ってしまうことはいうまでもない。

　そのように考えたとき、論理的に矛盾しないための柱になる考え方は「人類の生存」であるといえる。人類の生存を否定する考え方をもって議論することは矛盾である。ここから導かれる倫理学の一般的前提の一部は以下の通りである。

> 「生存のためには無限で多様な知識が必要である。」
> 　　　　　　　　　　　　　　　　　　　　　　　　　　　　　（知識による危機管理原則）

　無知につけ込まれれば、無知な集団は絶滅する。これに対して人類は情報という武器を持つ。仮にたった1人しか知らなかったことでも、それが人類を救う知恵であれば、すぐさま全人類に知らせて人類を守ることができる。そこで多様性を豊かと感じ、自由に共感し、多数派・少数派ともに価値があるとするのである。

> 「同時に、総ての知識の位置関係、特に実行すべきか、否かについての知恵が重要である。」
> 　　　　　　　　　　　　　　　　　　　　　　　　　　　　　　　　　（生存の倫理原則）

　先のことからいえば、人類の生存にとって重要な情報の1つに、人を殺す方法についての知識がある。それを知っておかなければ、危険が迫ったことを察知できない。しかし、その知識は自ら実行してはならない。実行すべき知識かそうでないかを知ることが、特に重要である。これは古来、知恵と呼ばれてきたものである。

2　医療倫理の諸問題（生命倫理の根本的理解）

　前述の知識と知恵の持ちようを医療倫理の根底に置き、現実的に考えれば次のように述べることができる。

　まず、上のことから、個体の生命を可能な限り長く保つことが大前提である。医療従事者は、何よりもまずそのことを目的として医療に携わっている。

　他方、現実的には、社会的・歴史的相対性の枠組みを考慮せざるを得ない。具体的にはその時代、その地域の法が最優先となる。法は、相対的な社会情勢、経済状況、伝統的な考え方、時にはイデオロギーや宗教によって決まるものである。その場合、法と個人的理想やヒューマニズムは対立する可能性もある。個人的理想やヒューマニズムが普遍的であればあるほど、現実的には心の痛みを抱きつつ法に従わざるを得ないことも生じる。この場合は一般的には、法に従った上でヒューマニズムを生かす方法を考えることになる。

　このように、法という相対性とヒューマニズムの普遍性との葛藤が生まれるが、これこそが現実存在＝実存である。19世紀末から20世紀前半の実存主義の潮流では、個と普遍の緊張感のなかに生きることをテーマとして、様々な考え方が生まれた。そして、その緊張感こそが生き方として重要であるという点では、奇しくも一致をみる。それぞれの思想家の特徴はむしろそれぞれの普遍の捉え方にあるとさえいえる。やや短絡的なことを承知で、それら普遍の捉え方の一端は以下の表1-3のように列記できる。

　実際にどの思想家に共鳴するかは、各自が選択すべきことであるが、肝心なのはやはり、その実存的緊張感にあるといえる。

　コミュニケーションの主体は自分自身であることはいうまでもないが、その自分がどのような立場でものを考える傾向があるのか、倫理的な立場では特にそれを再確認しておかねばならない。

表1-3　19～20世紀の哲学者における普遍性の捉え方

サルトル	多くの科学者が無意識的に抱くような唯物論的普遍
ヤスパース	キリスト教を背景にしつつも現実的な表現として示される科学的神と、実際には共通点を有する
ハイデッカー	「我々の不安は神という絶対者を知っているから」と、不安という緊張感を積極的に捉えて神の存在の根拠とする
ニーチェ	理性的（アポロ的）絶対者ではなく、我々の無意識の深層に横たわる衝動を具現するデュオニソス的絶対者を想定する

＊1：カール・ヤスパース（1883-1969年）　ドイツの精神科医、哲学者。実存主義の代表者の1人。
＊2：フリードリヒ・ヴィルヘルム・ニーチェ（1844-1900年）　ドイツの哲学者・古典文献学者。
＊3：デュオニソスはギリシア神話に登場する豊穣とブドウ酒と酩酊の神。デュオニソス的絶対者とは、感情や感覚を重んじる陶酔的・激情的絶対者として理性的（アポロ的）絶対者と対照的な存在とされている。

14 医療倫理の現実的対処
──「燃え尽き」と人格発達、倫理

　本節では、これまで述べてきた人格発達や倫理が、医療現場の問題解決にどのように関わるかについて、「燃え尽き」を例にして箇条書きにして述べる。周知のように医療従事者の「燃え尽き」は、現場での深刻な問題の1つである。それには、このテキストの視点からは次のように考え、対応すればよいのではないかといえる。

1　自らの発達に向けた楽天性を持つ
　　ゆとりある創造的な趣味を持ち、人格的成熟を目標とする

　何か乗り越えなければならない問題があれば、努力すべきことは当然だが、やみくもな努力はエネルギーの浪費に繋がるばかりである。先に、退行・再統合・エネルギーに関して述べたように、退行と再統合のダイナミズムを有効に生かすことが求められる。ここで、楽天性とは、退行との関連で述べたことからいえば、再統合を目的としてエネルギー消費を少なくするために、合理的に生きる知恵をも持たなければならないということである。その知恵のなかで有効なものの1つが、先に述べた人格発達論である。特に、創造的趣味は、本能的に選んだ自らの人格発達を獲得する方法である。例えば、医療従事者兼作家はこれまでも指摘されるが、絵画表現、写真、音楽さらにはスポーツ、ペット飼育など本業とのバランスを考慮しつつ、しかも豊かに生きる方法を手に入れていることも多い。

2　生死観や症状などに対する理解
　　全体像をシステム的に理解する構造的知識を持つ

　合理的理解は、肩の荷を降ろしエネルギーの浪費を防ぐ。そのうち症状の理解が重要であることについては常識であるが、近年、医療現場から筆者に求められることで増加しているのが、生死観もしくは死生観についての理解である。個体の生を最大限保持することを目的とする医療従事者にとって、患者の死は、悼みの対象であるとともに自らにとっての屈辱でもあると考えがちである。ホスピス病棟における医療従事者の燃え尽き現象が多いのもこのことを意味している。

　これに対して、筆者がこれまで述べてきた哲学的前提に基づいてアドバイスすることは、

「主語を個体から全体に替えてみては。」というものである。個体が主語である場合には、死は絶対的であり、個体の死は個体の消滅を意味する。しかし、実際に個体はその死をもって我々の前から姿を消すわけではない。物質的には個体としての統合を失いはするが、我々は少なくとも記憶というかたちで統合的な個体を保存している。遺品、遺作、遺業など個体を保存するものは数知れない。また、個体の統合的物質は統合性を失うだけであって、物質そのものがなくなるわけではない。これらを論理的に解釈するのにふさわしいのが、主語の変換という方法である。先に場所論に関して述べたように、個体は唯一の絶対的、無限な存在から生まれ、その一側面を担っている。その絶対的存在を主語にすれば、生命は唯一で絶対的存在となる。絶対的存在において運動があり、生々流転がある限り、大いなる生命は1つの絶対的存在である。個体の一生は、その全体にとっては写真のネガのように永遠に刻み込まれている。場所論的には個体は自己表現をすることで全体を豊かにするのであった。その意味で、個体もまた永遠である。

　このことから、先に述べたエリクソンの人格発達論の最終段階、老年期についてエリクソンがまとめていることが、深い意味を持っていることに気づく。老年期の課題とは、「人生において出会ったすべての人やすべての事柄が、自分のただ一度の人生にとってかけがえのないものだったとして受容し、そしてそのことを子孫に伝えること。」であった。これが先に述べた意味での個体の永遠の存在を背景にしていることはいうまでもない。

3　個性としての自己自身を伸ばし、スーパーバイザーを持ち、確かな知恵に基づいて逃げ出す勇気を持つ

　個性とは、単に人と異なっていることではない。本来、個性とは、普遍性と特殊性との合一を意味する。確固たる普遍性のトレーニングの上に、その普遍性を自分なりに工夫して構成し直すところに真の個性がある。先に述べた論理的理解力と表現力の訓練はその一端である。そのようなトレーニングを積みつつ、自己実現、すなわち本来の自分を求め、自分の本質的な生き方を模索することになるが、やはり参考にすべきスーパーバイザー（相談できる人物）が必要である。特に医療従事者は、自分の経験の範囲を超えた患者と出会う可能性が高い。そのような患者とのコミュニケーションは、単独の知識では無理だということを周知しておかなければならない。そのような意味を受けて、時には逃げる勇気をも持たなければならないのである。これは決して責任を放棄しろというわけではない。自分にできることできないことのわきまえを厳正に行って、真に有効な治療を行える環境を提供しなければならないという意味である。そして繰り返すが、ふさわしいスーパーバイザーを常に持つことである。

15 医療コミュニケーションとQOL

「はじめに」にも述べたが、本書では、医療コミュニケーションという切り口からではあるが、結局は医療従事者自身の人生を質的に高めることこそが医療に関わるすべての問題解決に役立つと述べてきた。それは、思慮深く生きつつ人格的に成熟すること、すなわち、自己実現を果たすべく充実して生きることに他ならない。つまり、QOL（Quality of Life：人生の質）を追求する姿勢こそが、真の充実をもたらすのだ。

真のQOLは人格的成熟によって得られる

これまで述べてきたことからすでに、真のQOLは人格的成熟によって得られるといえるが、個性を考慮すれば、自分のテーマに応じた人格発達を求めることになる。

また、生命は永遠、絶対であり、死は相対であるという生死観や、老年期の課題としてエリクソンが述べた「人生において出会ったすべての人やすべての事柄が、自分のただ一度の人生にとってかけがえのないものだったとして受容し、そしてそのすべてのことを子孫に伝えること。」などが生き方の目安になる。このエリクソンの考え方とも関連して、筆者が講演でときに言及することとして「生き方を考えて生きるのか、死に方を考えて生きるのか」という問いかけがある。前者は後者に比べて現世的、刹那的である。後者は、先に述べたように個体の永遠の存在を意識した生き方である。これを目標に生きることで、人生の質が高まるのである。

さらに医療従事者の自己実現にとって、患者という対象はかけがえのない価値がある。先に述べたように、人類は多様な知識によって自らの生存を守るという特性を持つが、患者はその症状という特殊性によってのみ得られる生死をかけた知識を提供することによって、人類の生存を維持している存在だといえる。たとえ脳死状態の患者であってもその意味では人類に決死的に貢献しているのである。そして、1分1秒でも長く生きることが、世界存在に新たな可能性を切り開くことになる。そのような患者の生存を求めて努力することは最高の自己実現を目指しているといえる。

（1）差別意識を払拭する

同様に、医療従事者相互の差別意識を払拭しなければならない。差別的行動はパワーハ

ラスメントに発展する可能性が高く、組織内の立場の高い者は特に注意しなければならないが、すべての根底において、各種の医療従事者はそれぞれの特性を持って平等であり、それぞれの特性ゆえに、各人の個性が人類の生存を守っているのと同様に、各人が総合的医療全体にとってかけがえのない存在であることを再認識しなければならない。このような平等意識、専門性の重視こそが、今日求められるチーム医療の原点である。差別意識や浅薄な優越感の持ち主は医療の敵だといってもよい。

このことからもいえるように、医療従事者は他の職業以上に総合的理解と細心な思慮を要求される。それは、全人格的な存在であるとともに高度なゼネラリストでなければならない医療従事者として、如何に思考し、行動し、生きていくべきかを総合的に考察することだといってもよい。

かくして、実際には自らの状態を知るための心理テストや、オリジナルのイメージトレーニングを行ったり、リラクゼーションを随所に織り交ぜたりして、知的のみならず実践的にも人間学を体験していくことが求められる。それも可能な限りスーパーバイザーを求めることが望ましいが、医療現場とその周辺にはそのようなスーパーバイザーはむしろ豊かに存在する。

(2) 自らを自身のスーパーバイザーに仕上げる

また、自らを自らのスーパーバイザーに仕上げていくことも必要である。患者という対象者によって、常に自己を磨かせていただいている医療従事者にとって、「その日夜努力している自分こそが人類のスーパーバイザーになれるはずだ」という誇りと自覚を持って、かつ、謙虚に生きることが、求められる医療従事者の姿であろう。そして、その目標に向かって研鑽を積む自分の姿こそがすべての信頼されるコミュニケーションの基本である。

医療コミュニケーションは以上のような、医療従事者自身の生き方のうえに成り立ち、機能を発揮するものである。以上のような充実した生き方を送っていけば、コミュニケーションは自然に成り立つものであるが、1点、確認しておくべきことがある。それは「優しさ」である。

「優しい人」は2種類存在する。自分が未熟ゆえに他人に優しく振る舞って自己防衛する人と、成熟しているために自ずから優しく振る舞う人である。人格的に安定しているのはもちろん後者である。

「自分は成熟しているのだ」と傲慢に振る舞うのは、実は未熟な証拠である。他人とのコミュニケーションにおいて、自ずから他人が理解し、他人が相談を持ちかけ、対人関係が緊張感なくゆったりと維持できていけば成熟してきている証拠である。そして、どのようなことにも腹を立てず理路整然と考えて対策することができるならば、医療従事者として合格である。

これは、決して他人を甘やかせることを意味しない。医療が時には手術のように一時的には患者に苦痛を与えなければならないことがあるように、目的が明確な場合には他人に辛い課題を科さなければならないこともある。問題は、それが結果まで明晰に予測できているかどうかである。

　そして、医療従事者は、自分自身とのコミュニケーションを大切にしなければならない。この本の様々な技法を自分に向けて、医療コミュニケーションのプロとしての自分が1人の自分と対話するのである。もちろんそこには、よきスーパーバイザーとしての自分もいる。困難なとき、悩んでいるとき、自分とのコミュニケーションは威力を発揮するが、楽しいとき、嬉しいときこそ自分を褒めてエネルギーの蓄積を図り、より発達した生き方を実現していく。

　最後に、問いかけてみたいのは次の言葉である。
「自分は今、人類と自分自身を愛しているのか」

16 未来に開く総合的創造的教育

　ここまで言及した内容は、医療従事者にとっての総合的教育の一端でしかないが、その内容が総合的教育の体系において、どこに位置づけられるか確認しておかなければならない。

ナレッジマネジメントが必要不可欠

　今日、病院や行政などの運営において、「ナレッジマネジメント(Knowledge Management)」が重視されている。「ナレッジマネジメント」とは、文字通り、知識によって物事の運営を行うことであるが、医療現場の様々な問題解決や、医療従事者の生き方、医療機関の運営など、すべてがこの言葉に象徴されている。また、あえてこのことが取り上げられるようになった背景には、地球全体の資源の有限性から派生する経済的限界意識がある。資源や資金が自由に使えなくなれば、それら限られたものを、合理的に運営しなければならない。そのために、知識や知恵が必要とされるのである。

(1) ナレッジマネジメントの実践はコミュニケーション

　そして、そのManagementの実践的主力をなすのがコミュニケーションである。しかし、これまで述べてきたように、コミュニケーションとは人格を伝え合うという重要な側面をも併せ持つ。しかもそれだけに、人格を磨きつつ伝え合うことが求められたのであった。
　このことを、知と教育の視点から考え直せば、今必要なのは「知の創造」「創造力の教育」だといえる。
　創造とは、でたらめに新しいものさえ生み出せばよいというものではない。先に、知識と危機管理について言及したように、無限の知識を必要としながらも生存の知恵を無視してはならない。また、先に個性に関して言及したように、個性とは普遍性を特殊に織りなしていくものであった。このようなことを最低限の前提とした新しい知の創造が望まれる。

(2) 全人的・総合存在的教育でなければならない

　そして同時にそれは、これまで述べてきたことから明らかなように、それが全人的、総合存在的な性格を持つものだということである。したがって、教育はそれらの育成を目標としなければならない。

医療教育についてより具体的にいえば、医療の基礎となる人間・社会理解を、基礎的能力の育成と位置づけて、体系的に展開しなければならない。

　本書についていえば、根底としての哲学から始まり、医療現場に求められる人間学的知識へと体系的に触手を伸ばす試みや、論理的思考やイメージ力のトレーニング、倫理学の基礎から説き起こす価値の根本的理解や医療倫理理解などの流れがそれに相当する。

　この場合、やはり質的な理解能力すなわち、物事の意味を理解し、真に実感できるような能力が求められる。それは、根底に哲学的存在論を置き、認識論、そして医療に求められる人間理解や価値論へと発展するものであった。

　質とは関係であり、また、関係によって織りなされたシステム上の位置であるから、想定されている存在とは、総合的絶対的なものである。創造とは、このような総合的絶対的な背景のうえにこそ成り立つものであり、教育はそのような総合的絶対的な性格を持つものでなければならない。

　そのような医療従事者のための教育の一端を、このテキストの立場から考えれば、人格発達を促す心身のトレーニングを導入すべきことに思い当たる。すでに医療現場で働く者も、医学生、医療学生などが今日生涯教育として一貫した教育を受けていることは重要なことであり、そのそれぞれが成果を発揮していることは評価しなければならない。

　そのうえで、今後いっそう困難になるであろう、コミュニケーションの問題を考えれば、医療従事者自身の心身の安定を得るための継続的なトレーニングの必要性が求められる。上記のことから、このトレーニングには創造性を喚起するようなものがふさわしいと思われる。この創造性については、これまでは個人的趣味を持つことで訓練されてきた面も大きい。そのことを維持しつつ、さらに体系的に訓練する場と時間を提供することが、今後いっそう望まれる。やや面倒な部類としては、哲学や倫理学の根本を学ぶ、ということが挙げられよう。哲学などといえば難しそうであるが、場所論の具体的な検証と銘打って、歴史探訪を含めた旅行などは絶好のトレーニングである。また、映像的なトレーニングは、絵画、写真、造形、映画などの芸術的トレーニングが想定される。文章表現として、起承転結などに精通し、短歌や俳句、川柳などを学び、落語を楽しむこともより創造的な思考を磨くことになる。

　さらに、医療従事者としての人格の完成を目指すためには、何よりも自分の健康な心身をつくることが重要である。これこそは、自らがその社会におけるスーパーバイザーであることを自覚して、自らの主治医とならなければならない。そしてそのことに厳格になればなるほど、より高度なスーパーバイザーの必要性が見えてくる。このことは「第2章　各論」で詳しく言及する。

　これらのごく一端の教育目標にも、社会的組織化が求められよう。本書の内容を学習しつつ、一連のワークショップなどを遂行していくといった機会提供はその一例である。すべて今後の重要な課題である。

第2章

各論──医療コミュニケーションの実践

1 医療分野におけるコミュニケーションの重要性
2 医療現場でのコミュニケーション
3 医療コミュニケーションの現状と問題点
4 医療コミュニケーションの実際（患者コミュニケーション）
5 行動変容を促す医療コミュニケーション
6 医療従事者のメンタルヘルス対策（ストレスマネジメント）
7 コミュニケーションスキルの実践場面
8 医師と患者の信頼関係の構築──経営の視点から

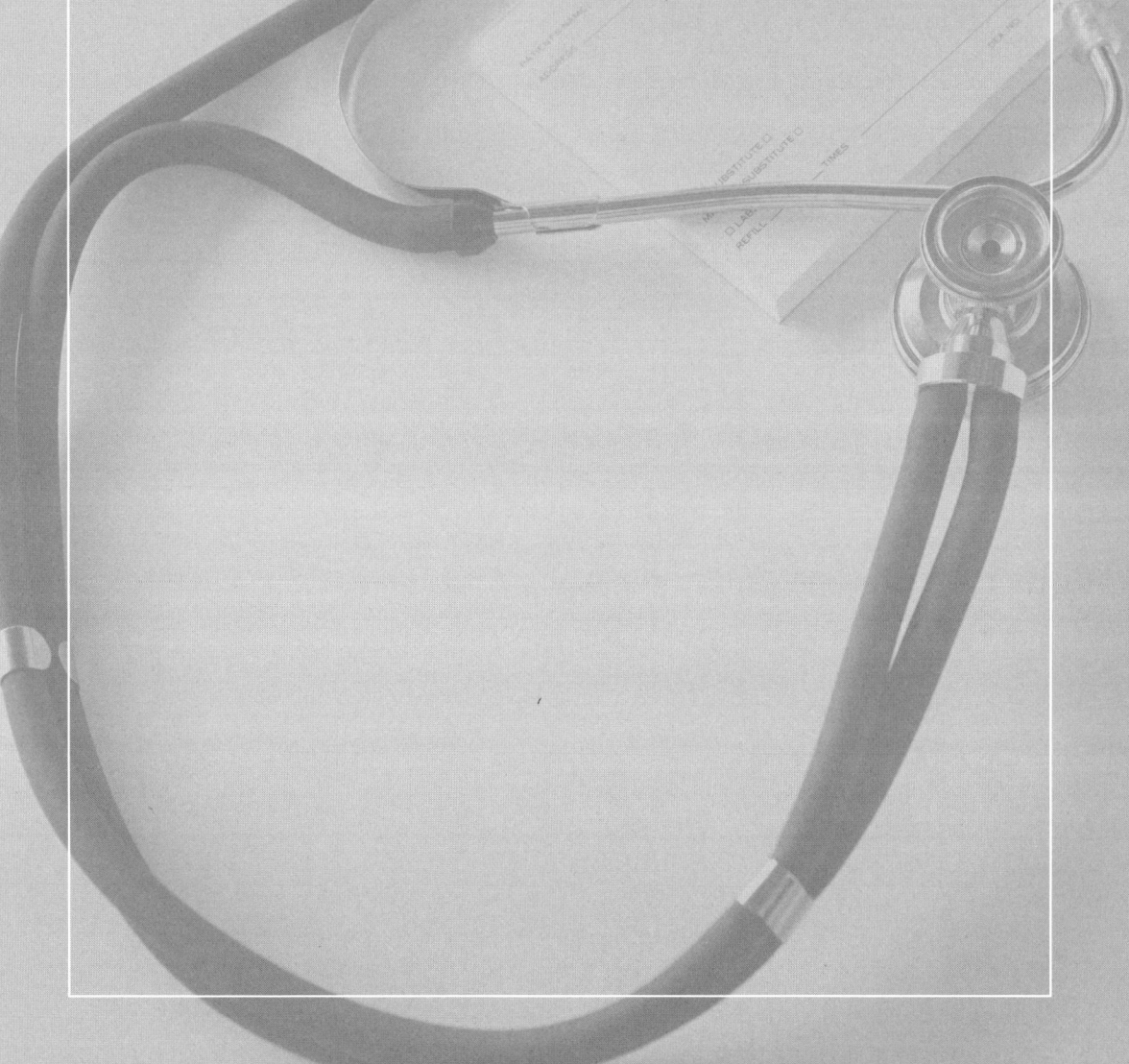

1 医療分野におけるコミュニケーションの重要性

1 患者意識の高まりが医療のあり方に大きな変化をもたらしている

　安定した医療経営を考えるためには、患者や家族に対する良質な医療提供と患者満足、経営効率、職務満足を掲げ、患者と医療従事者が安心・納得・一体感を持つことのできる状況をつくっていくことが理想である。

　しかし現実には、救急場面での患者のたらいまわし、医療訴訟、病院・診療科の規模縮小や閉鎖、医療従事者の過酷な労働環境などのニュースを目にすることも多い。

　医療従事者も患者も病気の回復を願っている点では同じ目標を持っている。しかし、どこかで双方の考え方や受け止め方がズレてしまい、その埋め合わせがなされないまま溝が大きくなったときに様々な問題が生じている。

　患者にも医療従事者にも「医療は聖職である」という考え方がいまだに残っており、誰もがいつでも高度な医療を受けられるという医療に対する期待感がある。また、「患者は医療における顧客である」という捉え方などから、「患者の権利を守る患者中心の医療」という言葉がしばしば用いられるようになった。このような患者意識の高まりが、よくも悪くも医療のあり方に大きな変化をもたらしている。

(1) 目標の達成に向けて患者と医療従事者が共通の本音で話す

　医療を受ける側の患者の満足度を上げることが重要であるという考え方から、従来のパターナリズムの弊害を改善して、患者も医療従事者も共通の目標の達成に向けて、本音で話すことのできる医療を実現していく方向性がみえてきた。

　患者の声や本音をくみ上げる1つの方法として、「患者相談窓口」を設置して苦情や相談対応を行っている。民間の医療機関のなかには独自で患者満足度の調査を行い、毎年の変化や全国平均との比較の結果をインターネット上に開示する医療機関も出てきている。

　全国の市町村の「医療安全相談窓口」には、健康や病気、カルテ開示や薬に関する相談、医療従事者の態度や接遇への苦情、医療上・医療内容のトラブルや相談が寄せられている。

　患者の相談の大半は、患者や家族が「医療従事者に相談したくても躊躇する」「不信感や怒りを言うことができない」などの遠慮によるもの、医療従事者の不十分な説明や配慮のなさに関するものである。不満や苦情の背景にはコミュニケーションの問題がある。

医学が進歩し、優れた技術や治療法が確立してきているが、それらは安心できる治療関係があってこそ一層の効果を発揮するものである。安心できる関係性がないときには有効性が半減して、患者の不安や抑うつが解消されないまま残り、治療への失望感が出てくることもある。さらには、些細なことがきっかけで患者の不満や怒りが爆発することもある。それが高じると医療訴訟にもつながる。

ところで、医療相談の回答例をみてみると、患者と医療従事者のコミュニケーション不全が問題である場合、「第三者機関に相談して聞いてもらったことで気持ちが収まった」というケースがある。また、「アドバイスに従って、思い切って当該治療者に尋ねる」、あるいは「相談してみる」という行動を取った例も多い。その結果として、「治療者から説明を聞いて納得できた」「ほかの医師が丁寧に説明してくれたのでよくわかった」「心配や不安が解消した」という報告が出てきている。

医療紛争相談センターによる2009（平成21）年の報告（2009年4～12月の9カ月間で123件）をみると、相談に来て調停申し立てに至ったのは2割弱である。丁寧な医療相談を1時間行うことにより、患者側の誤解が解けたり、理解が深まるなどして納得するケースが多い。患者側の多くは「なぜ、そうなったのか」という真相究明を求めているのである。紛争になる可能性がある状況でも、患者の話を聞き、理解を深めて誤解を解くことで解決に至る。ここでも、コミュニケーションの持つ力は大きい。

まさにコミュニケーションは両刃の剣なのである。コミュニケーションが心身に及ぼす影響を医療従事者が自覚し、効果的に用いるための基本的な人間理解や対応方法を身につけることは患者満足を高める大きな要因となる。

(2) 良好なコミュニケーションは病院の繁栄を左右する

患者の病院選択の3因子は、①医療技術、②人間関係、③アメニティといわれる。医療技術とアメニティの改善は患者満足度を上げる中核で、特に医療技術の向上はもっとも大切である。しかし、それには時間もコストもかかる。その一方で、良好な人間関係をつくるコミュニケーションの改善は、医療従事者1人ひとりがその重要性や影響力を理解し、意識して変えていく気になればすぐにでも始められるものである。

こうなると、信頼関係を生み出す良好なコミュニケーションは病院の繁栄を左右するといえる。「人は城」という言葉があるが、コミュニケーションスキルを身につけた医療従事者は、病院という物理的に制約される空間におけるアメニティ不足を補って余りある「心理的なアメニティ」ともいえる存在であろう。経営内容（医業収入）の改善は患者によって支えられている。収入が安定すれば、医療技術と物理的アメニティの向上が可能となり、よりよい循環が始まる。患者にとってよいコミュニケーションは医療従事者相互の関係改善にも役立つはずである。

2 医療現場でのコミュニケーション

1 医療コミュニケーションの対象である患者の特徴

　通常の社会的な場でのコミュニケーションと医療現場でのコミュニケーションとは、共通部分もあるが異なる点もある。もっとも大きな違いは、医療を受ける立場である患者と医療を提供する専門的な資格を持つ医療従事者の双方が当事者になるということである。患者は病を抱えて不安に満ちて医療機関を訪れる。そこには、患者と医療従事者という立場の違いや圧倒的な情報格差がある。それらを踏まえた上で、患者の病気を治すという共通の目標に向かって、患者と医療従事者が協力するためのコミュニケーションが必要となる。

　効果的なコミュニケーションを取るためには、医療現場で対象となる患者をよく理解しなければならない。社会的な場面であれば通常は大人として対応するはずの人が、患者という立場になると異なった心理状態になることが多い。健康で社会生活を営む人を対象にしたコミュニケーションとは異なる関わり方が必要になるのである。

病を抱えた患者の心理的特性

1) 不安

　病気自体への不安、予後や将来への不安が引き起こされる。元来心配性な人は不安が強くなりやすい。重大な場面では、不安が大きすぎて患者が耐えられなくなる場合もある。このような場合には、重大な事態を否認して不安を感じないこともある。告知をしたときに「嘘だろう、そんなはずはない」と事実を認めない患者の場合には、病気の否認が認められる。

2) 抑うつ

　多くの場合、病気になったことによる喪失感は大きい。身体面での喪失感（健康や身体機能）や心理社会的な側面での喪失感（仕事や役割や対人関係や趣味など）から二次的に抑うつ状態が生じやすい。また、慢性疾患の場合には予後への不安やQOL（Quality Of Life：生活の質、人生の質）の低下に伴って抑うつ状態が生じやすい。

3) 怒り

　病気になったことへのやり場のない怒りや恨みが医療従事者や家族にぶつけられる

場合がある。また、怒りが患者自身に向かい、自責の念に駆られることもある。

4）混乱

　患者にとって重大だと思える事態であるほど、気持ちの整理がつかず、感情的な動揺をコントロールすることができない状況に陥りやすい。子供のように泣きじゃくる、当たり散らすなどの混乱状況が大人でも認められることがある。

5）選択的知覚や認知のゆがみ

　自分にとって望ましい、あるいは欲している情報が選択されて伝わる。望ましい情報は拡大され、望ましくない情報は過小評価されやすい。また、記憶も同様に歪みやすい。患者が注意や関心を向けている情報は記憶に残り、その他の情報は記憶に残らないことが多い。医療従事者が伝えたつもりの情報を患者や家族はまったく聞いていなかったというすれ違いが生じることも多い。重要な話し合いの場合には記録を残す。患者の不安を増大させないように配慮して、患者にも記録をわたす。

6）依存や退行

　病気になることで、医療従事者に依存して生命を委ねなければならない状況になると、患者は子供返り（退行）し、医療従事者に理想的なイメージを抱く傾向がある。依存的な人はますます依存的に、依存を恥と考える人は必要なときにも安心して身を委ねられない状況が起こることもある。一般的に多くの人が医療従事者に対して子供の頃の親に向けたものと同様の態度を取りやすい（転移：子供の頃の重要な他者に対する情動や感情が治療者に置き換えられて向けられる）。

7）一時的な失感情alexithymia・失体感alexisomia状態

　失感情状態とは自分の内的感情への気づきと、その言語表現が制約された状態、失体感状態とはホメオスターシスの維持に必要な身体感覚（空腹感、満腹感、疲労感など）への気づきが鈍い状態を意味する（alexithymia：心身症の病態を説明する考え方で、a=lack, lexis=word, thymos=mood or emotionというギリシャ語に由来する言葉）。例えば、重大な情報を患者に伝えたときに、その情報を患者が理解して受け入れたと医療従事者が判断する場面がある。しかし、その態度が表面的なものであり、のちになって不安や混乱や怒りなどが出てくることがある。患者が一時的に失感情あるいは失体感状態になっている可能性があるときには、表面的には適応的な対応が認められても、実際には理解・受容できていない場合がある。

　患者の心理状態は複雑多岐にわたるが、少なくともこのような不安定な状態に置かれていることを念頭にコミュニケーションを図ることが大切である。配慮がない場合、患者の心のなかに否定的感情が引き起こされる。しかし、医療現場での否定的感情はすぐには表出されないことが多い。のちになって抑えられた不満が表面化して、怒りやトラブルや訴訟につながることもある。

2 コミュニケーションが患者の心や体に及ぼす影響

　コミュニケーションは患者と医療従事者との信頼関係を構築する。逆にコミュニケーションがうまく取れないときは、患者と医療従事者は信頼関係を結ぶことができない。患者が医療従事者に不信感を抱いたときに事故が起きた場合には訴訟に発展しやすいとの報告もある（川村治子 杏林大学教授：2001年）。

　訴訟は病院や医療従事者にとって時間的・経済的・精神的に大きな痛手である。コミュニケーションは両刃であり、信頼関係を築くための言葉が思いもよらない結果をもたらす。言葉は患者を癒しもすれば傷つけもする。病院への苦情には、「むかついた」「心が傷ついた」「無視された」などの怒りの言葉が少なくない。しかも、コミュニケーションによって心が傷つくだけでなく、心身全体に影響が及ぶ可能性がある。

　コミュニケーションが発症や経過に影響を及ぼしたことが視覚的にわかりやすい脱毛の事例から影響をみてみる。

【事例①】5歳　女児（プライバシー保護のため内容を適宜改編）

　患者の主訴は全頭部脱毛である。幼稚園入園直後に円形脱毛になり、皮膚科を受診してステロイドホルモンの入った軟膏などの薬物療法を受けたが効果がなく、1年後に脱毛は全頭部に及んだ。母親は、幼稚園入園直後の発症であること、比較的厳しい担任であることなどから、幼稚園でのストレスが発症や増悪に関連していると考えて心療内科を受診した。病歴とともに患者の心理社会的背景を聞くプロセスで、実は3歳年上の姉との関係が問題になっていたことがわかった。患者は姉を怖いと感じており、自分の気持ちを表現することができずに抑えつけていた。

　患者の脱毛の背景要因の1つとして、（患者が怖いと感じる）姉や幼稚園、小学校の担任に対する攻撃的感情の抑制による慢性的なコミュニケーション不全の状況があると考えられた。患者の適切な感情表現（怒りの感情の表出と相手に対する適切な自己主張）がなされなかったことによる心身の慢性的な緊張状態が脱毛の一因だと考えられたため、心理療法を導入し、感情表出を促す働きかけと自己主張訓練を行った。その結果、緊張状態は解消して脱毛は軽快した（薬物療法は行っていない）。
以下に患者の状態と治療の流れを略述する。

1）脱毛の背景要因が明確になった時期

　写真①は初診時の全頭部脱毛の状態（発症当時）である。家庭では姉に対して非主張的で慢性の緊張状態が持続しており、発症に至る準備状態であった。幼稚園の（本人の主観では姉に似ている）担任教員に対する否定的感情の抑制は発症

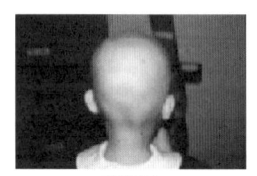

写真①

の誘発因子であったと考えられる。

2）母親の保護による患者の緊張状態の解消と脱毛状態の改善が認められた時期

家庭での患者の緊張状態に母親が気づき、患者の話をひたすら受容・傾聴することに努めた。その結果、家庭での患者の緊張状態が緩和して、症状が軽快してきている（写真②）。患者のサポートを中心とした医療で症状が軽快することは現場でもよく認められる。

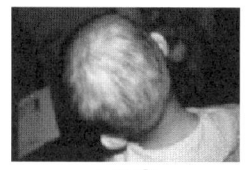

写真②

3）小学校入学による環境の変化で再度緊張状態が強くなって脱毛が増悪した時期

本人にとって怖い教員が担任になり、否定的感情を表現できなかったため、抑え込んだ緊張状態が持続するようになり、脱毛は増悪した（写真③）。母親の受容と傾聴は、患者の緊張状態を緩和して症状を軽快させる力があった。しかし、怖い人に対する本人の適切な対処行動を獲得することができなければ、再発する可能性が残っている。

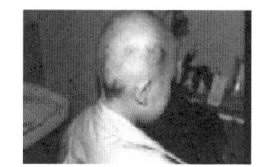

写真③

4）患者の適切な自己主張（母親の援助による望ましいストレス対処行動の獲得）によって緊張状態が解消して脱毛の軽快が認められた時期

患者がコミュニケーションを自己主張的に変化させることで、脱毛は軽快した（写真④）。

この段階では、患者は主体的に治療に参加している。患者の行動変容が自身の症状のコントロールを可能にした。

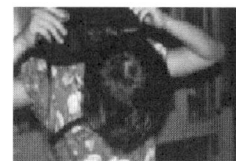

写真④

脱毛のメカニズムは明確には解明されていないが、コミュニケーションを介した心理的ストレスや安心感が脱毛状態（身体症状）に影響を及ぼすことは否めない。受容・傾聴は治療関係をよくするだけでなく、身体症状をもよくする可能性がある。反対に、患者にとって威圧的で怖いと受け止められる対人関係（コミュニケーションの不全）は身体症状を増悪させる可能性がある。対人関係やそれに伴うコミュニケーションが患者の心身全体に及ぼす影響は、目にみえるミスや事故として表れないことが多い。しかし、患者の心に沈潜して心身の症状の増悪をもたらす可能性がある。

このように考えると、医師や看護師はもちろんのこと、コ・メディカルスタッフや事務職員や受付に至るまで、患者とコミュニケーションを取るすべての医療従事者が、それぞれの立場で患者とのコミュニケーションを通して治療的な働きかけを行っていることになる。スタッフ全員が治療者という意識を持って患者に対応する心構えが大切である。

column ① 医療コミュニケーションの研究分類

　医療コミュニケーションが関わる分野は、健康心理学、臨床心理学、行動医学、看護学、ソーシャルワーク、社会心理学、医学教育学、公衆衛生学といった学問と重なる広範な領域を含んでいる。それぞれの分野に健康や医療に関わる領域があるが、本書では、医療現場におけるコミュニケーションに焦点を当てる。

　医療現場におけるコミュニケーションは、これまでは医療従事者が現場に出て経験的に体得し、自分なりのスタイルをつくり上げて身につけるものであるとされてきた。治療的な信頼関係を築くのがうまい医療従事者もいれば、患者を支配する医療従事者もいる。コミュニケーションのうまさは生得的なものと思われてきたのである。しかし、良好な関係をつくるためのコミュニケーションスキルを身につけることで、誰もが患者との信頼関係を結ぶことができるようになってきた。医療コミュニケーションと隣接する諸領域での関係構築のモデルを取り入れて、医療従事者関係や医療面接についての研究が進められてきている。関係構築に役立つモデルとして、来談者中心療法における考え方がベースになる治療モデルや、ヘルス・コミュニケーションモデルなどがある。

1) 治療モデル

　来談者中心療法を提唱したカール・ロジャース(アメリカの臨床心理学者)は、カウンセラー(医療従事者)がクライアント(患者)に対して受容と共感を示して誠実に対応することによって、クライアントは受け入れられ理解されたと感じて柔軟で安定した状態に変化し、より効果的に対処できるようになって自己実現に向かうと考えている。医療の現場では、患者が環境に適応して病気を治療していく際に、患者と医療従事者との「対人関係」を重視する。医療従事者の役割は、患者が「現在のストレスを克服し、他人と上手に付き合い、変えられない事態に適応して、自己実現の妨げになる心理的障害物を乗り越える」手助けをすることであり、医療コミュニケーションはその技術であると考えられる。

2) ヘルス・コミュニケーションモデル(ノートハウス)

　医療コミュニケーションを、人間関係・対人交流・環境の3要素で捉える。医療の場での人間関係には、医療従事者と医療従事者、医療従事者と患者、医療従事者と(患者にとっての)重要な他者、患者と(患者にとっての)重要な他者の4つの型がある。この型の間で行われる動的なプロセスの交流には、コミュニケーション行動(言語による・非言語による)と人間関係に関する要素が含まれている。環境要因は、コミュニケーションが行われる物理的な場(病室、診察室、救急治療室など)と、関わる当事者(2人、小集団、多数など)である。この動的なプロセスが患者の治療を進める。

3 医療コミュニケーションの研究報告から読み取れるもの

　これまで医療現場で経験的に学んできた、患者との信頼関係の形成や効果的なコミュニケーションについては多くの研究がなされている。現在ではスキルとして整理されてきているコミュニケーションに関する報告や、医療場面でのコミュニケーションと訴訟との関連性や医療面接等の研究が行われている。

　患者中心のコミュニケーションスキル（例えば、診察時間の長さや診察時間の使い方〈身体的診察、フォローアップ、社会的な会話、あいづち、沈黙など〉）についての日米間の比較研究を行い、差異を検討した報告がある。アメリカの医師は処置やフォローアップや社会的な会話に費やす時間が日本の医師よりも長かった。一方、日本の医師は身体的な診察と診断のための会話がアメリカの医師よりも長く、沈黙の長さはアメリカの3倍以上であったが、医師と患者の話す時間の長さの割合には差がなかった。文化的な差はあるものの、医師と患者が持つ情報のギャップを埋めようとする試みは日米同様に認められたのである。金沢大学の大瀧祥子（異文化コミュニケーション専攻）は、診察の際のコミュニケーションは文化的な背景を考慮することも大切であると述べている。

　患者中心のコミュニケーションを好む患者と医学的なコミュニケーションを好む患者に対しては、同じように対応するのではなく、患者が期待するものに合わせて対応することの必要性についての報告、患者が沈黙しがちで話さないときには、そうでない患者と比較して患者―医師関係で医師に対する信頼度が低いことを示唆する報告、診察や待合室など様々な場面で体験する「速い、ゆっくり、十分などの時間の体験の仕方」が医師と患者とでは異なるという報告などがある。訴訟経験のある産科医とない産科医に関する患者の意見を比較すると、技術的な側面よりもコミュニケーションの面についての苦情が認められた。その内容は、「患者の話を聞こうとしなかった」「患者を急がせる」「診察時間が短い」「情報の提供をしなかった」「患者を無視する」「患者への関心や尊重が認められなかった」などである。訴訟の経験がない産科医は「近づきやすい」「すぐに対応する」「患者に関心を持つ」「治療について患者に細かく説明する」という結果であった。

　医学教育の領域における研究には、患者が好む問診担当の医学生は、「温かい」「共感的」「話しやすい」「話を聞いてくれる」「話に反応してくれる」「わかりやすく質問してくれる」などの特徴を持っているという報告がある。

　こうした報告は、患者は診察場面で医師とは異なった主観的な体験をしているが、患者の状態に合わせて誠実に温かく対応することが患者と医師との関係を安定させるために重要であることを示している。

4 医療場面でのコミュニケーション

(1) 温かく誠実なコミュニケーションは医療活動の基礎

　コミュニケーションが良好であれば、患者は本当に不安なことや困ったことを本音で医療従事者に話すことができる。その結果、病気になった患者の生活状況がより詳細となり、的確な病歴把握と診断が可能になる。患者の本音を踏まえた治療計画は現実に即したものとなり、患者も受け入れやすい。その結果、適切な治療が可能になる。医療従事者の対応が誠実で温かいと、患者は自然に心を開き、身体面だけでなく、病気の背後にある生活や価値観や行動パターンなどの心理社会的な側面の情報について自発的に話してくれるようになる。患者の発言量が多くなることは、診断や治療に必要な情報量が増えることを意味する。

　温かく誠実なコミュニケーションは特殊なものではなく、日常生活を送る上でも基本である。相手の状態をよく観察しながら、誠実な気持ちで臨めばできるものが多い。専門資格を持って仕事に臨んでいる医療従事者の高度な医療技術と比較すれば、それほど難解ではない。

　多くの人が行き交う病院で行き先がわからなくなった患者を想像してみよう。患者はどの医療従事者に聞けばよいか直感的にわかっている。そういう人は、あたりをみまわしている患者の当惑した様子に気づき、アイコンタクトをとり、「困ったことがあればお聞きします」と言語的・非言語的に語りかけるものである。

　患者の気持ちに気づいて、困ったことに応えようとする医療従事者であれば、患者の当惑や不安を読み取り、わかりやすく丁寧に説明することができる。このような人に対して患者は安心して話をすることができ、双方向のコミュニケーションの循環が始まる。

医療従事者のコミュニケーションの取り方についての患者の不満

1) 患者を尊重しない
　医療従事者が意識的に威圧しているつもりがない場合でも、非言語的なメッセージ（例えば腕や足を組む）によって、患者は尊重されていないと感じることがある。

2) 患者の話を聞かない（患者の話を遮る）
　患者の話を待たない。医療従事者が話しすぎる。

3) 医学用語を使う
　患者に対して、医療従事者はつい普段から使用している専門用語を使ってしまう。しかし、患者は専門用語を誤って理解していることがある。また、話された内容の多くについて忘れている。

　上記のような患者の不満は以前からあったと考えられるが、患者の立場や言葉が取り上げ

られるようになって、初めて表に出てきたものである。これまで医療従事者は短い診察時間の間に自分なりに患者のために最善と考える方法でコミュニケーションを取ってきたが、患者がどのように受け止めているか明確ではなかった。どの医療従事者も、患者に対して最善を尽くしているはずである。それが患者に十分に伝わっていないとすれば残念なことである。

(2) 基本的な医療コミュニケーションの工夫

工夫してコミュニケーションを取ることで、温かさや誠実さの伝わり方は大きく異なってくる。医療従事者が患者への関心と誠実さと温かさを効果的に伝えるのに役に立つコミュニケーションスキルの基本は環境を整えることである。

聞くための環境を整える基本的なステップ

まず目を合わせて患者を確認し、自己紹介を行う。話を遮ることなく、落ち着いて話すことのできる場所と雰囲気を整える。衝立やカーテンの陰から隣の声が筒抜けに聞こえないように注意する。相手との距離や座る位置に留意する。患者が安心して座れる椅子にする。医師の椅子だけを立派にしない。

イーガン(アメリカの心理学者)は関わるための姿勢についてSOLERとしてまとめている。

イーガンのSOLER(利用者との関わりを示す5つの基本動作)

S (Squarely)：相手にきちんと向き合い、ともにいるというメッセージを伝える
O (Open)：自分の心を開き、ともにいることを伝える開放的な姿勢
L (Lean)：相手に関心を持ち、話をきちんと聞くために身体を患者のほうに向ける
E (Eye contact)：うまく視線を合わせ、相手に集中していることを示す
R (Relaxed)：相手と向き合っているときに適度にリラックスしている

ただし、文化や個人あるいはTPOによって相手が話しやすい状況は異なるので注意する。患者の受け止め方は多様なので、医療従事者の関わり方に対する相手の反応を非言語的にキャッチし、緊張や不愉快そうな表情があれば、関わり方を修正しなければならない。

患者の心身全体を観察すれば、患者の気持ちを読み取ることができる。同様に、患者は医療従事者の心身全体から温かさや誠実さを読み取る。つまり、互いの身体自体がコミュニケーションの道具となる。また、環境や姿勢に配慮することは患者の安心感を引き出す第1歩である。医師の診察時間が限られている場合には、環境を整えるよう配慮することが重要で、時間をかけることなく、言葉を介さずに、温かさや誠実さを伝えることができる。

column② パワーハラスメント理解の基礎としてのセクシャルハラスメント

　コミュニケーションを阻害する要因の1つに、ハラスメントがある。現在それは日本で作られた「パワーハラスメント」という概念を軸に、その解決に動いている。
「パワーハラスメント」とは、2001（平成13）年頃、東京の（株）クオレ・シー・キューブ社による日本語の造語である。同社ホームページ（http://www.cuorec3.co.jp　2010〈平成22〉年5月1日検索時点）による定義では「組織の規範や慣習、また職権というパワーを使って行う強制やいやがらせ」とされている。さらに、造語した同社の岡田康子は「職権などのパワーを背景にして、本来業務の適切な範囲を超えて、継続的に、人格や尊厳を侵害する言動を行い、就労者の働く環境を悪化させ、あるいは雇用不安を与えること」としている（梅津祐良・岡田康子『管理職のためのパワーハラスメント』実業之日本社、2003年、p.12）。

1）ハラスメントの目安

　harassment（ハラスメント）のharassは、古くは、疲れさせる、荒廃させるという意味があったが、今日では専ら「悩ます」という意味で用いられる（寺澤芳雄編『英語語源辞典（縮刷版）』研究社、1999年、p.620）。

　ハラスメントの有無についての基本的な目安は、「悩んでいるかどうか」にある。そして、このような問題の先駆的役割を担ったのが「セクシャルハラスメント」である。これは、布施直春『労働法早わかり事典』（PHP研究所、2004年、p.267）でも述べられているように、異性による様々な行為によっていやな思いをしているかどうかにある。

2）パワーハラスメントに該当しないケース

　ただし、パワーハラスメントではないケースとして、「社会常識の範囲と叱責」すなわち社会常識の無さを叱られる場合や、「評価・処遇に対する根拠のない不満」すなわち評価・処遇に対する感情的な愚痴の場合や、「戦略・マネジメント方針の違い」すなわち組織全体の方針による待遇の変化の場合や、「相手を中傷したい」すなわち単なる中傷のためにパワーハラスメントという言葉を利用している場合などが挙げられている（『管理職のためのパワーハラスメント』p.53-58）。もちろんいずれの場合も、例えば「いやならやめてしまえ」などと強要や恐喝に相当するような言語や行動を用いるとパワーハラスメントに当たる。

3）ハラスメントの法的根拠

　類比的比較概念としてのセクシャルハラスメントの概念は、法的には男女雇用機会均等法や労働基準法（特に第7章　女性）、育児・介護休業法に基づく。

　特に、男女雇用機会均等法第21条（＝雇用の分野における男女の均等な機会及び待遇の確保等に関する法律、『小六法　平成16年版』有斐閣、2004年、p.1,875）では、事業主の配慮義務として、「①職場において行われる性的な言動に対する女性労働者の対応により、

その女性労働者が労働条件につき不利益を受けたり、②職場において行われる性的な言動により女性労働者の働く環境が害されたりすることがないようにしなければならない」とされている。

金井正元『労働基準法の解説―個別的労働関係法―』(一橋出版、1985年／2003年、p.41)や、松山正光『労働基準法と就業規則』(新星出版社、2004年、p.55)、『労働法早わかり事典』(p.267)などにも述べられているように、この①については、対価型セクシャルハラスメントと呼ばれ、②については、環境型セクシャルハラスメントと呼ばれている。

このようにセクシャルハラスメントの概念は、人権に関する概念である。よく、身体に触ったとか、性的行為を強要したといったことが問題になるが、もちろんそれはセクシャルハラスメントであるが、そのような物理的行為が即ハラスメントというのではなく、その行為が、被害者の人権を阻害しているという重要な点にこそ、犯罪性があるのである。

人権に関するセクシャルハラスメントは、法的には、「募集・採用の均等取扱い」と、「配置・昇進、および教育訓練における差別の禁止」「福利厚生差別の禁止」「定年・退職・解雇差別の禁止」「賃金差別の禁止」などが挙げられる。実際には同じことの繰り返しになるが、その一例として「募集・採用の均等取扱い」について整理する。

男女雇用機会均等法第五条に「事業主は、労働者の募集及び採用について、女性に対して男性と均等な機会を与えなければならない。」(『小六法　平成16年版』p.1,875)とあるように、男女の雇用に関しては均等でなければならないが、『労働法早わかり事典』では、大臣指針をもとに、次のように具体的に整理されている(p.259)。

1．女性であることを理由として募集、採用の対象から排除しない。
2．女性を募集、採用する人数の限度を設けない。
3．年齢、婚姻の有無、通勤の状況その他の条件を付す場合には、同一の募集・採用区分の男性と比較して女性に不利なものとしない。
4．募集、採用情報の提供について、同一の募集、採用区分の男性と比較して女性に不利な取扱いをしない。
5．採用試験の実施について、同一の募集、採用区分の男性と比較して女性に不利な取扱いをしない。

「配置・昇進、および教育訓練における差別の禁止」「福利厚生差別の禁止」「定年・退職・解雇差別の禁止」「賃金差別の禁止」もほぼ同様に理解すればよい。

ところで、これまでの諸差別において、以下のような大臣指針の適用外がある(『労働法早わかり事典』p.262)。

1．芸術・芸能の分野における表現の真実性等の要請から男性に従事させることが必要な職業(男優、男性モデル、バリトン歌手など)。
2．守衛、警備員等防犯上の要請から男性に従事させることが必要な職業。

3．宗教上、風紀上、スポーツにおける競技上の必要性等から男性でなければならない職業。
4．労基法の坑内労働の禁止、女性に係る危険有害業務の就業禁止の規定により、女性の労働が制限され、または禁止されている場合。
5．イスラム圏での勤務、きわめて治安の悪い海外での勤務その他。

　次に問題になるのが、「ポジティブ・アクション（positive action＝affirmative action）」である。

　以上のように、男女の差別は法律で禁止されているが、厳密には、それまでの差別を是正するために女性に有利な対応をするのも禁止されることになる。そこで、男女雇用機会均等法第9条では、「第5条から前条までの規定は、事業主が、雇用の分野における男女の均等な機会及び待遇の確保の支障となっている事情を改善することを目的として女性労働者に関して行う措置を講ずることを妨げるものではない」とポジティブ・アクションを認めている（『小六法　平成16年版』p.1,875）。

　以上の、セクシャルハラスメントとその周辺に関する諸規定から、以下のようなセクシャルハラスメント考察に関する基本的な方向性を指摘することができる。

　第一に、人はすべて同等の権利を有するということである。

　第二に、その権利は、他人によって不快な思いをさせられたり、生存を阻害されたりしてはならないという権利である。

　第三に、その権利は、募集・採用のように、社会的に同等の立場に立つことができる権利である。

　第四に、配置・昇進のように、社会的に同等に発展していくことができる権利である。

　第五に、教育訓練のように、人格として同等に発達していくことができる権利である。

　なかでも、一見そうとは見えにくいものが第五の人格として同等に発達していく権利である。性的にいやな思いをするような身体的行為が、被害者にとって一生の重荷になれば、人格として同等に発達していく権利を阻害したことになり、単に一過性の物理的現象であるわけではないのである。教育訓練については重要かつ複雑なので、コラム③でパワーハラスメント全般に関して詳述するが、ポイントは本来人格は発達していくような本能を有するのであるが、その本能を妨げるような行為はハラスメントに相当するという点である。

　以上のように、セクシャルハラスメントは、表面的にいやな思いをする現象の奥に、深い人権の問題が存在している。興味本位や軽はずみに対応してはならないことはその点からも強調しておかねばならない。このセクシャルハラスメントの考え方が、広く、パワーハラスメントに当てはめて考えられるのである。

5 医療現場における患者とのコミュニケーションスキル

　落ち着ける環境が整ったあとは、コミュニケーションスキルを適切に用いて患者との信頼関係を築く。

①閉じられた質問と開かれた質問
　患者から情報を得る基本的な質問で、前者は、特定の問題に焦点を当て、「はい」か「いいえ」あるいは選択肢を用意して答えを求める。特定の情報を迅速に集めるのに有効である。後者は、患者の関心や考えを限定しないので患者は自由に答えることができる。

②患者の話を促進する効果的な傾聴
　うなずきやあいづちをすることにより、患者が話をしやすいように促し、患者が話し終えるまで遮らない。短い沈黙に耐える。患者が小声で何かを言う、あるいはじっと見つめるときには伝えたいことがある場合が多い。「何か伝えておきたいことがありますか？」と聞くことで、言いたいことが出てくることもある。

③患者の話を理解していることを提示
　患者の話のなかで重要だと思われるキーワードを繰り返す（反復）。患者の話を自分自身の言葉で言い換える（言い換え）。患者の話を聞いて自分の考えを示す（反映）。

④患者の話に対する応答
　患者が知りたがっている情報は、専門的な知識に基づいて可能な限りわかりやすい言葉に置き換えて提供する（事実に基づいた情報）。攻撃・批判・絶望・不信・過剰な期待・幻想などの表出された患者の感情の背景（感情が引き起こされるいきさつ）を理解するよう努める（表出された感情の背景の理解）。非言語的な情報から、患者の隠された気持ちや患者自身がまだ気づいていない気持ちを推測し、患者自身が気づいて言葉にできるように援助する（傾聴と共感）。患者の精神状態を理解し、患者が感じている気持ちに気づいてくみとり、それを理解していることを思いやりのある言葉や態度で伝える（共感の示し方）。

⑤沈黙
　沈黙は無ではなく、感情や考えが動いていることを意味する。沈黙が1分以上も続くときには、「今、何を考えていらっしゃいますか？」「何か気になることがありますか？」と聞くのもよい。

⑥非言語的情報のキャッチ
　アイコンタクトや視線、身振りや表情や声の調子の意味を考えてみる。患者が感じている否定的な感情や、場面にそぐわない感情に注意する。不安・悲しみ・落胆・イライラ・怒りなどは上半身に身体言語として表現されることが多い（身体言語：気持ちが体を通して表現されることを示す。例えば、不安や悲しみの感情は前かがみになるので胸部の緊張が認められる。怒りの感情がある場合には腹部の緊張が認められる。身体は言葉以上に感情を表現する宝庫である）。

⑦要約

患者の話した内容をまとめる。患者が言いたかったことが伝わったかどうか、話し忘れていることがないかどうかを確認する。

⑧確認

最後に言い残したことはないかどうかを確認する。

⑨メモやカルテへの書き込み

メモやカルテに書くことを気にする患者がいる。その場合は、話を聞いてもらえないと感じていることがある。最近は電子カルテが導入され、医師はカルテの画面に向き合ったまま患者と話をすることが多い。話の重要なポイントでは、患者とアイコンタクトを取って患者と向き合っている態度を示す。

メモは患者の言葉の重要な部分であることが多いので、差し支えない範囲で患者の前で確認しながら書くのも一案である。実際に書き込んだメモは患者にもわたすのが望ましい。電子カルテの場合には、差し支えない範囲で患者にみせることがある。実際に、患者用に「私のカルテ」をつくっている病院もある。

⑩治療関係と社会的関係との違い

社会的関係とは異なり、治療関係において医療従事者は患者に対して専門的な知識や技術を利用することができるという優位な立場にある。したがって、患者の不利益にはならないよう、治療者は専門的知識を利用しなければならない（医療倫理における「善行」）。

また、社会的な場面とは異なるのは、患者の話を最初から道徳的に批判したり、説教することを避けるという点である。患者の気持ちは、そのいきさつも含めてまず受容・傾聴する。ただし、生命に危険がある行為（自傷・他傷・自殺など）の場合、それに至った気持ちを傾聴しても、その行為が現実的で効果的な対応であるかを患者とともに検討する。

⑪約束

医療場面で知り得たことは、他者に漏らさないことを約束する。

⑫時間の有効利用

待合の時間が長いことは患者の不満の筆頭に挙がる。その時間を利用して負担にならない程度で、「症状に関する問診票」や「患者が伝えたいこと、知りたいこと、気になること」などの自由記載をしてもらうとよい。問診表や患者のメモがあると、短時間の診療時間でも有効に使うことができる。診察後になって初めて、診察上の疑問点が出てくることもある。わからなかったことは次回に尋ねることができる旨を示す用紙をわたす。診察後の待ち時間も、疑問点や気になったことなどを記載する時間に当て、渡された用紙を受付に提出してもらう。次回、持参してきてもらうことなども有効である。

患者のなかには医師に直接尋ねるのを遠慮する人もいるので、メモにして医師にわたすほうが患者の負担軽減につながることが多い。

column ③　パワーハラスメント解決の基礎

　パワーハラスメントを考える場合も、セクシャルハラスメントと類比的にとらえることができる。その問題の根本は「生命の維持」である。
　上司による精神的な圧力や嫌がらせ、同僚集団の悪口、組織的な仲間はずれ、会議の席での差別的な取扱いや発言などが、どの程度のパワーハラスメントに相当するかの基準の1つに、それによって対象者がどれほど心身を病んでいるかが挙げられるが、これは「生命の維持」を考慮する典型である。「本人に非がある」という考え方もあるが、病気にさせてしまえば、もはや傷害である（刑法204条『小六法　平成16年版』p.1,701）。それに上司や何らかの権力者、権力集団がからんでいればパワーハラスメントである。現実的な場面では、第三者による評価の際に、ある組織内部でパワーハラスメントが横行していないかと観察する目安の1つに、このような病人の発生や病気によって退職するものがいないかということも挙げられる。その他具体的遂行においては、セクシャルハラスメントの場合と類比的に考える。
　以下、パワーハラスメントを考える際に必要な概念を解説する。

1）個人と全体
　労働基準法第五条に「使用者は、暴行、脅迫、監禁その他精神又は身体の自由を不当に拘束する手段によって、労働者の意思に反して労働を強制してはならない。」（『小六法　平成16年版』p.1,849）とあり、刑法第223条1項に「生命、身体、自由、名誉若しくは財産に対し害を加える旨を告知して脅迫し、又は暴行を用いて、人に義務のないことを行わせ、又は権利の行使を妨害した者は、三年以下の懲役に処する。」（『小六法　平成16年版』p.1,703）とあるように、本質的には個人の意思は重視される。しかし、自分に対しても、他人に対しても、主観的目的と客観的目的とが一致することを基準にして、行動し接しなければならない。自分の個人的な随意で他人を自分の目的の手段として扱ってはならず、「尊敬の対象として」接しなければならない。上記の法律も本来このように解される。

2）個性とハラスメント
　「個性」については「他人と違うこと」という表面上の性質ばかりが強調されているが、実はその内部構造は、普遍性と特殊性とによって構成されている。すなわち、普遍的な事柄や諸性質が、その人格なりに特殊に構成されているのである。それで表面上は特殊な「他人と違う」という性質が目立つことになるが、内部には普遍的なものが詰まっていることになる。もし、すべて特殊であったなら、我々はその人格を理解することはおろか認識することさえできないであろう。普遍性と特殊性とによって構成さ

れているという個性は、先の、主観的目的と客観的目的との一致、という定義と連動する。

したがって、パワーハラスメントとして疑われる現象の場合、普遍性があるのは、もしくは客観性があるのはどちらなのか、が判断の目安になる。普遍的、客観的といっても集団の圧力、もしくは、誰かに操作されて群集心理的に圧力を加える場合もあるので、数の多寡ではない。論理的に、質的に真理はどこにあるか、が問題である。一見被害者である側に真理があるというのなら、パワーハラスメントと判断できる。他方、一見加害者側に真理があるというのなら、一見被害者の側に何か特殊な事情があるということになるが、発病の直接的原因が一見加害者側に歴然と認められるならば、何らかの行き過ぎがあった可能性が疑われる。

3）特殊技能

研究施設のようにスペシャリストがその特殊技能ゆえに雇用され、その技能を磨き遂行することが、所属する組織にとっても価値がある場合、その特殊技能を磨き遂行することを妨げるような命令や指示はパワーハラスメントになりかねない。管理上の平等の名のもとに、一般労働者と同じ時間帯の勤務を強いたあまり、研究活動に支障をきたし、それゆえに解雇するなどという場合などは注意しなければならない。

4）教育と人格発達

教育は個人の主観を超えた客観や普遍を教えるものだといえる。それだけに、個人は自分の主観的意志を超える努力をしなければならないし、個人的能力を超えるべく苦労しなければならない。したがって本質的には、個人にとってそれは辛いことであり、教育現場やスポーツ指導において指導される側に悩みや苦しみはつきものであり、指導行為をすぐパワーハラスメントと呼ぶわけにはいかない。他方、辛くないようにという美名のもとで、当然受けられるべき教育訓練を受けさせないのも、人格発達を阻害し、不利な立場を押しつけることになる。この場合、本来発達すべき状態を阻害していないかが目安になる。いかに当人に非があるとしても、病気に追い込むような教育や、将来健康に発達すべき方向性を阻害するような指導などありはしない。パワーハラスメントに相当するような、不適切な教育的行為には、本当の客観的目的を逸脱していることも多い。例えば、病気になることが想定されながら、良い記録を出すためと、アスリートに無理なダイエットを強制する場面などはその限度が問題になる。また、職場や研究所などで上司が部下に対して、考え方が合わないからという理由で無視を繰り返す場面を想定する。教育義務がある関係なら、それはすぐさまパワーハラスメントに相当することはいうまでもない。また、考え方が違うという場合、上司の考え方に合わせなければならない必然性を問わなければならない。会社であれば、その必然性は会社の目的との整合性が問われ、比較的検証しやすい。しかし、研究所

や大学など、自由な発想の研究こそが本質的な場面では、本当の客観的目的は、上司の意志にあるのではなく、普遍的に存在することを常に確認しなければならない。

教育の場においては、人格が発達しているという発想が基準になるといえる。すなわち、本来発達し続けている人格の、その発達を妨げていれば、また、その結果病的な状態が生まれていればパワーハラスメントに相当する可能性があるのではないかと考えてみるのである。何らかの圧力によって、本来の段階で克服されるべき課題が克服できなかったとするならば、それは人格に対する重大な加害である。このことは、すぐさま表面的な病気の発生には至らないかもしれないが、本来の発達を歪めるという点から言えば、いわば、生きているというそのことへの理不尽な圧力である。

このように、人格発達の概念は、単に病的な状態を目安とすることに加えて、潜在的に病的な状態をもパワーハラスメントの目安に導入する可能性を示唆することになる。また、教育にせよ人間関係にせよ、人格発達を前提にしつつ対処することが、また、ライフタスクの各段階において得られるべき人格の重要な諸要因を適切に得るようにすることが、パワーハラスメントの発生を防ぐということである。

5）パワーハラスメントの解決のために

個人が個人の意志のままに自律的に行動できることが個人の自由であり、人はそれを侵してはならないが、同時に、人は普遍的客観的な基準を無視して随意であってはならない。一個人が真に自由であるためには普遍的客観的な基準を学び、自らそのように生きるべくまた、このような普遍的理性による判断を下しているのかが目安となる。

さらに人々はそれぞれに人格発達のダイナミズムを有するのであるから、そのダイナミズムを普遍的原理に適う方向へと向けるべく、理性的に訓練する。現実的には、その訓練は、個人や組織の内部で行われると同時に、第三者による評価や監査を目安に行われるのが効果的である。

被害に関する訴訟も有効であるが、コストを考えれば、組織内部における自己点検・自己評価、さらには、第三者による点検・評価が効率的である。

この場合も重要なのは、現在の問題点を洗い出すとともに、発達的に未来を指向することが求められる。現実的な相談においては、パワーハラスメントの加害者は、人格障害や解離障害などの病的性格を背負っていることが多い。パワーハラスメント解決に関わる場合には、被害者に対して適切な方策を打つのが最優先であるが、他方このような加害者の人格発達を促し、時には本格的な治療に配慮することも必要になる。

そして、最後に求められるのが法的処置であるが、法律は一般的に、個々の判例においては様々な要因を考慮し、社会全体の相対的な動きのバランスの上に成り立っているものである。したがって、法解釈については、法の進化も存在するのであるから常に最新の法律を学ぶことが求められる。

3 医療コミュニケーションの現状と問題点

1 患者の受療行動に影響を及ぼすコミュニケーション

(1) 患者への情報開示で受診率が向上する

　コミュニケーションは、患者・医療従事者間の信頼関係を築き、適切な治療を進める基礎で、医療機関のイメージアップにつながる。ここでは、コミュニケーションの観点から、患者の受療行動、医療で用いる言葉からみた医療従事者と患者の意識の差、医療訴訟について考えてみる。

　患者はまず最初に外来を受診し、以後再来や入院へ移行する。医療機関にとって患者（顧客）が選んでくれることは経営の安定化のための基礎となる。

　「2008（平成20）年受療行動調査（確定数）の概況」（厚生労働省）によれば、病院を選択する際に外来患者が必要とした情報（複数回答）は、「医師などの専門性や経歴」が48.7％ともっとも高く、「受けることができる検査や治療方法の詳細」47.9％、「安全のための取り組み」34.9％となっている。必要であったと回答した患者のうちその情報を入手できたのは、「医師などの専門性や経歴」が14.7％、「受けることができる検査や治療方法の詳細」13.7％、「安全のための取り組み」5.5％となっている。病院の専門性やスタッフの情報の開示・伝達は大切であるが、受診する本人には十分に伝わっていないことがわかる。

　特に安全のための取り組みや治験などの情報は入手率が5％程度と低い。必要性を感じている患者が30％以上もいることから、情報を開示することが受診率を上げる一因になると考えられる。

　大きな病院や総合病院だけでなく、個人のクリニックでもホームページを開設して病院の専門性やスタッフの紹介をしている。インターネットを使用できる患者は事前に医療機関の情報を入手している。医療機関としては、患者がどのような情報を求めているかを調査して、それに沿ってホームページを更新する。ホームページの内容については、メリットのみを強調せず、事実を正確に伝えるよう注意する。また、インターネットを使用しない患者にもパンフレットを作成して情報を提供するよう心がける。特に初診の段階では、どの診療科を受診すべきか迷う患者が多い。初診時の相談に乗る窓口を設けるなどして、患者への支援を提供する。

受診先の選択に際して患者（外来の77.2％）が参考にした情報源（複数回答）は、「医師による紹介」43.1％、「家族・友人・知人」40.1％となっている。多くの患者は身近な人からの情報（いわゆる口コミ）を得て、受診先を決定している。

医師の紹介が4割あることから、連携する医師や医療機関相互の良好な関係は患者の受療行動を上げる一因だと考えられる。医療が専門領域に細分化されている現状では、医療機関が独自性を発揮しつつ相補的に協働できる連携が望まれる。

受診経験がある家族・友人・知人の情報も患者の受療行動を左右する。1人の患者との良好な関係は、新しい患者の紹介につながる。良好な関係が結べなかった患者はその医療機関をほかの人には勧めないだけでなく、反対に悪い面が伝えられる。口コミや風評は事実とかけ離れて歪んで伝わることが多い。1人ひとりの患者とのコミュニケーションを大切にすることを肝に銘じる必要がある。1人ひとりの患者が医療機関をどのように評価しているかを知るための手段は少ない。アンケートを行ったとしても、それがすべての患者の総意ではないので、患者の隠れた本音を読み取ることは難しい。患者の本音は、時間をかけて初めて表出されることが多い。経営者や管理職は、職務から離れた一介の市井の人として、医療現場の患者の本音を聞く、あるいは観察する機会をときどき設けることが大切ではないだろうか。

最近は、ボランティア団体のメンバーが患者として医療機関を受診し、問題点を明らかにする試みもある。

(2) 効率のよい説明が患者満足度を上げる

同報告によれば、医療機関に対する入院患者の満足度に関しては、病院の種類によって多少異なる。食事の内容を除けば、治療内容や症状のコントロールや看護、医師との対話や精神的なケアとプライバシーの保護に関する質問の項目では半数以上が満足しているという結果であった。

外来患者の満足度は、入院患者とはやや異なっている。小病院に対する満足度はどの項目でも高く、満足度を高める努力の成果が上がっていると考えられる。病院規模が大きくなるほど、小病院に比べて満足度はどの項目でも低くなっている。組織が大きくなるにつれて、患者の満足度を上げるためのきめ細かいサービスに目が届かない可能性がある。とりわけ待ち時間の不満は大きい。待ち時間の短縮に加えて、待ち時間の有効利用をさらに検討し、不満感を解消していくことが課題となる。

診察時間はすべての病院で「3分以上10分未満」が54.0％ともっとも多い。年次推移から診察時間が徐々に長くなっていることがわかるが、医療現場での診察は特別な場合を除き平均約5～6分が現状である。患者との良好なコミュニケーションも数分間の関わりで効率よく行う工夫が必要になってくる。

治療内容の開示や説明については、外来では80％以上、入院では90％以上が受けている。説明の方法は口頭によるものがほとんどであるが、診療記録をみせてもらう、説明文書をもらうなども認められた。口頭での説明のみでは患者の理解や記憶が十分ではない場合がある。実際の医療場面では、理解できた内容について患者から確認する必要があると考えられる。

説明方法の改善の余地は大きいが、数分の診察時間で効率よく説明しなければならない。そのためには、図やメモなどの使用、医師とコ・メディカルで分担して説明するといった工夫が必要である。

2 医療で用いる言葉からみた患者と医療従事者の意識の差

医療現場でのコミュニケーションで常に問題になるのは専門用語である。医療従事者は十分説明して理解されたと思っていても、患者には言葉の意味がわからない場合が多い。患者は医療従事者の前では「わかった」と言いながらも、実際には理解していないことが多いのである。難解な専門用語がその一因であるとする患者側の声から、国立国語研究所が「『病院の言葉』をわかりやすくする提案」*を行っている（医療で用いる言葉の例：重篤、生検、予後、脳死、尊厳死、セカンドオピニオン、インフォームドコンセント、QOL、プライマリケア、MRI、PETなど）。

その内容は次の通りである。

> **「病院の言葉」をわかりやすくする提案（一部要約）**
>
> 同じ言葉でも、相手や場面によって、適切な言い換えや説明の方法が異なってくる。例えば、診療の段階が進み、治療に積極的に取り組んで、病気や治療についての情報を自ら進んで集めている患者には、積極的に専門用語を用い、明確に説明を与えることが効果的になる場合がある。患者の理解力や病状、心理状態などを見極め、そのときそのときにもっともふさわしい工夫を行うことが大切になる。
>
> 報告では、病院で使用する言葉について、患者と医療従事者の双方が意識しているよりもその理解に差があるという結果が示された。その理由の1つとして、医療従事者側が言葉の理解の差を埋めようとしながらも、3分～数分という診察時間の短さがコミュニケーションの障害になっているという構造上の問題が挙げられる。これは医療制度や行政の問題となるが、コミュニケーションの観点からは、とりあえず現実を直視し、患者と医師が共有できるきわめて短い診察時間を最大限に有効に用いる双方向の工夫を考えることが必要である。
>
> また、患者の意識を変革することも必要だと考えられる。患者も遠慮したり、わか

らないからといって医療従事者にお任せするのではなく、知る意欲や学ぶ意欲を持つことが望まれる。コミュニケーションの改善は、患者と医療従事者双方向の努力があって可能になる。患者が主体的に参加できるよう視点を転換することがコミュニケーションの改善に役立つ。

3 医療訴訟

　患者と医療従事者双方にとって、医療訴訟は精神的・時間的・経済的に大きなストレスになるが、近年は増加傾向にある。

　医療訴訟件数は1970（昭和45）年には年間102件であったが、1998（平成10）年は629件で約6倍と著しく増加（民事訴訟の増加率約1.8倍）した。患者の権利意識の高まりとともに、医療機関への批判が高まっていた頃である。しかし、1998（平成10）年から1999（平成11）年には微増にとどまっている。訴訟件数は2003（平成15）年、2004（平成16）年に1,000件を超えたものの、2005（平成17）年には減少に転じ、2008（平成20）年度もわずかに減少している。

　医療訴訟事件の診療科別の既済件数（2008〈平成20〉年）は内科228件、外科180件、整形外科108件、産婦人科99件、歯科70件となっている。2005年度の最高裁のまとめでは、既決1,047件の審理時間は、前年より0.5カ月短縮している。平均審理時間は、裁判の効率化により10年前と比較して10.2カ月も短縮されている。既決件数の内訳は、和解523件（50.0％）、判決は392件（37.2％）、取り下げは46件（4.4％）である。

　訴訟に至る前の調停システム（ADR：Alternative Dispute Resolution　裁判外紛争解決手続き）の導入が実現しつつあることが訴訟件数の増加に歯止めをかけている可能性がある。

　医療訴訟の背景にある医療従事者と患者の意識の差は大きい。患者は最先端の設備や技術、医療従事者がそろえば何とかしてくれるだろう、何とかなるかもしれないと病院に期待する。しかし、生体の不確実性やリスクのある行為のために予期せぬ事態が生じるなど、医療従事者は医療の限界があることを意識している。病気が軽快すれば問題は起こらない。しかし、医療事故や予期せぬ事態が起こったときは、期待が大きいだけに患者に強い怒りの感情が引き起こされる。川村治子（2001年）は医療事故に関する医事紛争の背景として、医療側に対する4つの不満や怒りを挙げている。

1）事故前の医療側に対する不満の蓄積（準備状態）
2）事故そのものに対する強い怒り（引き金）
3）事故後の医療側の反応に対する怒り（持続・増悪因子）
4）事故後に生じた二次的な問題への怒り（持続・増悪因子）

第2章　各論——医療コミュニケーションの実践

　これらの怒りは医療従事者に向けられ、医療側へのクレームや訴訟になる。訴訟に至る医療従事者側の要因は以下の通りである。
1. 医師、看護師と患者とのコミュニケーションの不良（特に患者の尊厳を傷つける3つのM（見捨てる、見下す、無視する）
2. 説明不足、説明技術の不足
3. 患者の不満・不信の蓄積を放置（不満や不信のサインを見逃す）
4. 医師・看護師の連携不良で、患者―医師関係における看護師の緩衝・調整力が働かない
5. 医療側の言動の不一致や患者側の不信・不満・怒りを誘発する不適切な言動
6. 医師が多忙で患者を十分診られない

　この報告をみると、事故状況の説明や事故情報の開示、患者や家族への共感と適切な謝罪、事故前の治療関係における医療従事者の誠実な対応などが訴訟に至るかどうかの分かれ目になっていることがわかる。

　ほとんどが患者や家族と医療従事者のコミュニケーションに関するものである。したがって、適切なコミュニケーションを意識して行うことで、多くのクレームや訴訟を予防できる可能性がある。

　クレームや訴訟に至るケースでは、不満や怒りなどの否定的感情の蓄積がある。患者を尊重して3Mに気をつけるのは当然である。しかし、傷つけるつもりではなくても不用意な言動が出てしまうこともある。不満や怒りは、当事者ではなく看護師やコ・メディカルや事務職など、ほかの医療従事者に表出されることが多い。医療従事者が連携し、情報を共有してチームで対応することが必要である。

＊：国立国語研究所「病院の言葉」委員会　2009（平成21）年3月　http://www.kokken.go.jp/byoin/teian/keika/

4 医療コミュニケーションの実際（患者コミュニケーション）

1 患者と医療従事者のコミュニケーション

①患者とチームを組んでコミュニケーションする

　医療現場での患者を取り巻く人間関係は多様である。患者は多くの人とコミュニケーションしながら、治療を受けている。患者の治療の主導権を握っているのは医師であるが、看護師や多くのコ・メディカルも患者と関わり、患者の治療を支えている。また、医療機関の建物や待合室、診察室や備品などの物理的な環境も患者の治療を支える要因となる。時には、同じ医療機関を受診する患者同士も患者の治療を支える要因になることがある。

　患者と医療従事者のコミュニケーションには、具体的に患者と医師、患者と看護師、患者とコ・メディカル、患者と事務職員などがある。それぞれの医療従事者にとっては、自分の目の前の患者が医療の対象であるが、患者は相手や場や状況によってみせる姿や話す内容が異なる。

　医師に対して緊張して弱音を吐かない患者、思ったことを医師には言えない患者、聞きたいことは医師の診察が終わってから看護師や薬剤師に聞く患者、特定の医療従事者につい甘えや本音が出る患者、医療従事者に言えなかった不満を受付にぶちまけて帰る患者、抑えた不満を家まで持って帰る患者など、多様である。患者の一面だけをみて全体像を見誤ることがないように、医療従事者はチームを組んで、互いの多様な情報を共有して治療に生かすことが必要になる。情報の共有に当たっては、患者の安全とプライバシーの保護に気をつける。

②患者に関する情報を共有する

　患者に関する情報には、診察や検査結果や治療のスケジュールなどの客観的ないしは医学的な情報と、患者の気持ちや考え、価値観などの主観的な情報の2種類がある。双方とも患者の治療の両輪となる重要な情報である。

　客観的な医学的情報は医療従事者全員が共有する必要がある。診断や治療方針、検査や投薬の内容などを確認することでチーム医療の機能が高まる。患者や家族も受容能力に応じて客観的な情報を共有することが望ましい。そうすることで、治療への主体的参加を促すための患者教育にもなる。

　ある医療従事者が手術を受けるという患者の立場になったとき、患者取り違えを予防す

る必要性を感じて、術前の麻酔が効くまで何度も、「私は○○です。□□の手術を今日受けます」と名前を名乗り、受けるべき手術を医療従事者に伝えていたそうである。患者取り違えの事故が起きたことを知っていたからこその行動である。

　患者や家族に前もって、手術の必要性、いつどこで誰が手術を担当するか、誰が付き添って手術室に搬送するか、手術は何時間の予定かといったことについての情報を提供しておく必要がある。

　患者の主観的な情報は医療従事者全員が収集できる。患者の心理状態や社会的背景を考慮に入れて全人的に治療を進める上で重要な情報であり、医療従事者全員が共有することが望ましい。しかし、患者によっては特定の医療従事者にだけ自分の気持ちやプライベートな情報、秘密などを話して、「ほかの医療従事者には言わないでほしい」という例もある。自分が特別に信頼されているような気持ちになるが、患者の心理を考えたとき、特定の医療従事者を特別扱いする気持ちの背景には、自分を特別扱いしてほしいという患者の思いが潜んでいることがある。また、患者が幼少時に親に対して持っていた気持ちを特定の医療従事者に向ける転移が起きている可能性もある。患者の心理的背景を考えて、医療従事者同士が競争関係にならないように注意する。

　基本的には、患者の意思やプライバシーを尊重する。しかし、生命の危険が伴う可能性がある場合には、ほかの医療従事者や家族にも伝えておく必要がある。

③情報の共有方法

　最近は電子カルテが導入されてきており、1患者1カルテの医療機関もある。時間軸に沿った患者の診察や検査のデータ、看護記録、投薬内容や栄養指導やリハビリの経過、心理的な面接の記録など、患者がどの医療従事者と、どのような目的で、どのような内容のコミュニケーションをしたかがわかるシステムになっている。カルテ開示の必要性を考慮して、医療従事者がきちんとカルテを書き、入力することが大切である。

　しかし、患者が秘密にしたいことやプライバシーに触れること、また告知に絡んで医療従事者が患者には当面伏せておきたいことなどは、カルテにどう書くかが問題になる。基本的には、患者の安全とプライバシーの保護を念頭に置きつつ、個々の患者の治療にとってもっともよい状況を医療チームで話し合うことが望ましい。

(1) 患者―医師関係

①患者と医師には情報格差がある

　患者にとって医師との関係はもっとも大切である。病院を受診する患者は自分がどのような状況であるかがわからないので不安を抱えており、とりあえず医師に全面的に身を委ねることになる。患者と医師との関係には次に挙げるようにいくつかのパターンがあるが、最初はどの患者も医師に対して（子供のように）依存し、自分の状態についての説明を求め、当面どうすればよいかの指針を提供してもらう立場にいる。医師も患者の状態を診察、診

断し、治療方針を立てるという（親や保護者のような）役割を取る。医師の見立てで、患者が自分の状態を把握できれば、医師との関係は徐々に変化していく。患者が治療に参加しはじめれば、医師も親のような保護者から協同する医師としての役割を担うことになる。

医師－患者関係の基本的なパターン（箕輪良行*の分類を参考）

1）父権主義（パターナリズム）
　医師の役割＝親や保護者（交流分析〈本書p.16参照〉では医師は主にP：親で、患者は主にAC：順応した子供）
　ヒポクラテスの誓い（病人を助け、どんな害も与えず、患者のために最善を尽くして行動するために献身することを宣言する）を基に、医師は患者のためになることを、患者よりもよく知っているとの考えが前提にある。医師が患者にとって最良だと考える治療法について、自分の意見を述べて患者の同意を得る。医師の考えが優先される。

2）討論モデル
　医師の役割＝先生や友人（医師は主にA：大人、患者は主にA：大人。対等な関係で相互に適切な交流がある）
　健康に関する事項の決定に際して、個人の自己決定の権利と責任を重視する考えが前提にある。医師は患者の意思決定に必要な情報をすべて説明する。また、専門家としての意見や考えを示唆することで患者の合理的な選択を支援する。

3）通訳モデル
　医師の役割＝カウンセラー（医師は主にA：大人とNP：養育的な親、患者は主にA：大人とFC：自由な子供。ほぼ対等な関係）
　個人の自己決定の権利と責任を重視する考えを前提に、医師は患者の意思決定に必要な情報をすべて説明する。患者の心理社会的背景や価値観や行動パターンを聞いて、どこで悩んでいるのかを明らかにし、そのときの患者に合った治療法を選ぶ手助けをする。

4）情報提供モデル
　医師の役割＝医療の専門家（医師は主にA：大人、患者は主にA：大人。対等な関係だが、相互の交流は少ない）
　個人の自己決定の権利と責任を重視する考えを前提に、医師は患者の意思決定に必要な情報をすべて説明するが、そのあとの決定はすべて患者に任せる。医師は自分の考えやアドバイスを述べない。あくまで患者の考えや価値観に基づく決定が尊重される。1）の対極に当たるモデル。

＊箕輪良行（聖マリアンナ医科大学救急医学教授）

第2章　各論——医療コミュニケーションの実践

ここで医師の適切な対応でうまくいった事例を紹介する。

> **【事例②】90歳　男性（プライバシー保護のため内容を適宜改編）**
>
> 　脳梗塞で入院したが、検査の結果不整脈と徐脈が明らかになった。医師は医学的にはペースメーカーが必要な状況だと判断した。
> 　医師は心臓の状態が医学的には見過ごすことができないような検査結果であったこと、ペースメーカーを入れなければ、いつどうなってもおかしくはない状態であることを伝えた。
> 　患者が90歳にもなること、本人が「身体に傷をつけたくない」と言っていることから、患者の家族は「手術をしないほうがよいかもしれない」という迷いもあった。医師は、ペースメーカーを入れない場合は、脳梗塞後のリハビリが難しくなる可能性があること、ペースメーカーを入れる手術も年齢的に危険性が伴うことを客観的に伝えた。
> 　患者の家族は全員で相談した結果、手術をしないという結論を出したが、いまだに迷いがあると医師に伝えた。
> 　医師は、「医師としては心臓の状態は見逃がせないのでペースメーカーを入れるのが適応だと思います。しかし、自分の祖父が今の状態であったら、同じように迷って、もしかしたらこのままでそっとしておくかもしれません。しばらくはご家族のお気持ちに沿って見守りましょう」と答えた。
> 　患者の家族は、医師が迷う気持ちを理解した上で家族の決定を尊重してくれたと感じて安心できた。

　ここでの医師の対応は前述の2）ないしは3）に当たる。1）と4）の対応では患者の不安や迷いを解消できず、その後の治療経過によっては親身に相談に乗ってもらえなかったなどの不満が出てくる可能性がある。
　このように、基本的には医師が取る態度は2）や3）が望ましい。最近は患者の権利意識が高まり、パターナリズムは解消しつつあり、2）や3）の関係に移行してきている。医師の意識も1）から2）や3）に変化している。しかし場合によっては、患者が医師に身を委ねてお任せすることもあり得る。患者と医師との関係がどのパターンになるかは、ケースバイケースである。患者や医師の性格や行動パターン、双方の年齢や疾患の重症度や緊急性などで関係は変化する。
　医療従事者としては、患者の価値観や考え方を考慮に入れて、患者の意思を尊重しつつ、相手の反応をみながら、双方が話し合いを重ね、患者にとって最良の選択ができるように支援することが基本的には重要である。

医師の意識の変化に応じて、患者も意識を変化させなければならない。医師が2）や3）で患者に接する場合、医師と患者は交流分析でいえば主にA対Aである。双方が自立した大人として交流するので、患者も自立した大人として医師に対応する。

医学的な知識には両者の間に格差があり、医師が主にP：親として患者を保護するのは2）や3）の立場でも当然である。それを前提として、病気や治療について患者もできるだけ学んで、わからないことはきちんと尋ね、対等に話し合いを行わなければならない。

患者と医療従事者でよりよい関係を築き、対等に医療を進めていくためには、治療者と患者が大人として共同して作業する必要がある。

②チーム医療における医師の役割

チーム医療を行う場合には、多職種の関わりについて考えなければならない。例えば、患者と医師との関係において、基本的に医師は治療チームの主導権を握る立場にある。患者が退行状態や混乱状態といった場合は、状況に応じて1）のモデルをとることがある。

通常は、医師が明確に治療方針を打ち出し、治療をリードする父性的な立場になる。役割分担を考えると2）のモデルを医師がとり、3）のモデルを看護師や臨床心理士がとると、チーム内のコミュニケーションがうまくいく。看護師や臨床心理士は受容的な立場を採り、チームとして患者に対処するときのバランスを考慮する。

▍(2) 患者―看護師関係

①患者と医師の間に立って調整役となる

患者の治療の主導権は医師が握っているが、看護師は患者の身近にいて感情や行動を含めた生活全体のケアやサポートを行っている。つまり、患者にとって看護師は、生活全体も含めたケアを提供してくれる重要な存在なのだ。

患者の権利意識が重視される時代になってきてはいるが、調和を重んじて自分の意見を控えるといった日本の文化的な背景もあって、患者は医師への質問や自分の要望・意見をいわないことが多い。数分間の診察場面で感じた疑問や不安などの感情は、医師に話す暇もないのが現状である。そのような場合、患者は医師に言えなかった感情や疑問や要望を看護師に伝えることが多い。また医師も、患者が診察場面では表現できなかったことやあとで思い出したことなどをほかの医師、看護師に話すよう伝えている場合が多い。

医療現場では、これまで医師が患者に対して父性的・管理的な役割を取り、看護師が母性的・支持的(心理的に寄り添うような)な役割をとることが一般的であったと考えられる。日本の看護師のヘルスケアの特徴として、従来のパターナルな患者―医師関係においては、沈黙して医師に従う患者・家族の感情・要望を非言語的にくみ上げて、実際の治療の際に患者の感情や意見を反映させ、柔軟な患者・家族中心のケアを行ってきた。

また、患者が医師との関係で困難を感じた場合には、看護師が患者と医師との間に立って調整役を担い、状況が患者にとって適したものになるよう調整しなければならない。

この患者と医師との間の調整役は、医療事故の紛争化防止のためにも必要かつ有効であり、看護師長や看護師の重要な仕事であると考えられる。

紛争化を防止するための看護師の役割（川村治子：1999年を参考）には次のものが挙げられる。

紛争防止のための看護師の役割

1）患者の不満の察知とその発散

看護師は身近な患者の心理を理解しやすい立場にある。患者が言葉や言葉以外の手段で表現した医療側への否定的な感情を察知したときには、できるだけ早期に否定的な感情を聞くことによって感情の発散を促し、不満を蓄積させない（身体的なケアをする看護師は、患者の感情の宝庫である身体言語を読み取るのにもっとも有利で適した立場にいる。言葉にならない患者の怒りを非言語的情報からキャッチするスキル、怒っている患者への対応のスキルを利用する）。

2）患者―医師関係における患者の不満・不信の緩衝・調整

患者の気持ちを医師に適切に伝えて、患者―医師関係における緊張を緩衝し、不信感を緩和するように努める（アサーションスキル*、適切な相互表現のスキルを利用する）。

3）患者の紛争リスク情報の収集と医療チームへの提供

1）と2）を自由に行えるような職場の雰囲気をつくるよう努める。上の立場になるほど、患者の感情を非言語的に捉えるための訓練が必要になる。管理者も現場では患者を訪室し、患者の非言語的なメッセージをキャッチしてオープンなコミュニケーションを取るよう心がける（基本的なコミュニケーションスキルの活用、患者の隠された気持ちや身体言語を読み取るスキルを利用する）。

以下に看護師が患者と医師との関係を調整できた事例を挙げる。

【事例③】50代　女性　慢性疼痛（プライバシー保護のため内容を適宜改編）

患者は外来受診時に入院を勧められた。医師に「よくなりますよ」と言われた言葉にわらをもすがる思いであった。期待して入院したものの患者が思うほどには痛みが改善せず、退院の話が出てきた。患者は不本意な退院話に不満だったが、言葉には出せず抑うつ状態となり、痛みがかえってひどくなっており、医師に見捨てられたと感じていた。看護師は痛みの訴えを聞きながら、患者の感情に焦点を当てて、怒りの気持ちの表出を促した。短歌が趣味とわかり、主治医に対して言いたいことを短歌や俳句などで伝えるようにアドバイスしたところ、「退院を突然言われて大ショック！」「先

生の『よくなります』はどこへ行き!?」などの心の叫びのような作品ができた。作品とともに、看護師から主治医に患者の気持ちを伝えて、患者─医師関係の調整を試みた結果、患者と主治医との間で、入院中にできる治療と外来通院でするべき治療についての話し合いができるようになった。患者は痛みを抱えたままであったが、外来治療に向けて主治医との間で現実的な目標を設定して退院が決まった。退院に向けてリハビリを始め、痛みのセルフコントロールへの意欲も出てきた。「リハビリで頑張る姿鏡に映る」という前向きな作品も出てくるようになった。

②調整役として必要な看護師のコミュニケーションスキル

　ケアにおける対人関係で、感情を重視して察するといった非言語的コミュニケーションや比喩などを用いた間接的なコミュニケーションが看護師の母性的な対応では重視される。ケアを行うときには、患者の好みやニーズ、反応、状況などを言葉以外の表情や態度や症状で察知し、言葉の奥にあるものや行間を読み取る能力が求められる（非言語的な情報をキャッチするスキルや身体言語の読み取りのスキルを利用する）。

＊アサーションスキル（Assertion skill）：コミュニケーションスキルの１つ。自分・相手の人権を尊重した上で、自分の意見や気持ちをその場に適切な言い方で表現できるように促す技術。

第2章　各論──医療コミュニケーションの実践

column ④　チーム医療とマスコミュニケーション

　医療とマスコミュニケーションとは深い関わりがある。ここでは以降の前提として基本的な考え方を述べる。

　一般の方が医療の進歩を知って安堵するのもマスコミュニケーションを通じて得るものであり、他方、医療事故や健康被害などの情報を入手するのもマスコミュニケーションを通じてである。それらのいずれの場合にもマスコミュニケーションが社会に大いに貢献している。

　反面、問題点も存在する。医療従事者の義務としては、マスコミュニケーションの情報が医療現場の意図と異なったり、健全な医療行為を遂行する障害になったりしないかどうかを常にチェックし、問題があればすぐにそれを社会に報告しなければならない。

　なお、マスコミュニケーションとマスメディアとの区別が論じられることも多いが、前者はコミュニケーション一般に関する語で、対語はパーソナルコミュニケーションである。後者は伝達方法、時にはそのための物質的手段を指す。本書ではタイトルにコミュニケーションと謳っており、また内容的にも、マスコミュニケーションという語を用いるのがふさわしいと思われる。

1）マスコミュニケーションの特徴と役割

　マスコミュニケーションの特徴の第一は、パーソナルコミュニケーションのような特定の相手とのコミュニケーションと比べて見ると明らかなように、コミュニケーションの対象者が不特定多数であり、無差別的であり、無限だということである。このことは、情報の画一化を招くという問題にも繋がる。

　第二は、多くの場合、情報の提供者の一方的な伝達で、その情報はあくまで情報を伝えるシステムのフィルターを通してであることを、特に、医療に関する報道に対しては常に認識しなければならない。

　第三は、一度発信すればその修正は困難だということである。

　第四は、メディアの発達により、コミュニケーション難民が出現しているということである。パソコン、デジタルテレビなどの新しいメディアに対応できない人々や経済的にそれらの機器を得ることができない人々は、マスコミュニケーションの恩恵から取り残されるということが起こっている。

　これらの問題を考える場合、チーム医療の新しい考え方を参考にすることができる。

　これまで、チーム医療とは、医療従事者相互の協力のもとで医療を遂行していくことだと考えられてきた。しかし、実際の医療行為を想定してみれば明らかなように、

本来、医療とは患者の協力なしにはできないことであるし、患者の家族、社会などの総合的な協力があってこそその力を発揮でき、1人の患者を救うことができるのである。概念としては分かっていたこのことを、実践のなかに積極的に取り入れようとするのが、チーム医療の新しい考え方である。

例えば、インフォームドコンセントが強化されたのは、患者サイドの権利の強化だけではなく、責任をも強化されたことになる。このような動きの全体こそが、チーム医療の新しい考え方の成果である。

2) 医療従事者におけるマスコミュニケーションとのつき合い方

このような総合的な協力体制にはコミュニケーションが重要な役割を果たすが、なかでもマスコミュニケーションは、社会一般に広範な情報を提供するのに大きな役割を持つ。それだけに医療従事者はマスコミュニケーションとの関係に気を配らなければならない。そのつき合い方には、マスコミ関係者と情報との二側面が考えられる。

マスコミ関係者とのつき合い方は、一般的には、やはり広義のチームの一員でもあるという意味でのよい関係を構築せよという言葉に尽きる。すなわち、日ごろから相互に理解し合い、それぞれの立場を尊敬し合い、正確な情報をやりとりする関係を作ることである。研究熱心な担当者との真摯な交流は相互にプラスになることはいうまでもないが、いずれかにわだかまりやコンプレックスがあれば、情報はゆがむ可能性がある。情報の中身には、メリットとデメリットとの両方が含まれることが多いが、その双方をバランスよく伝え、広報していただくような関係構築が必要である。

情報そのものとのつき合い方も、同様である。正確な情報というのが大前提であるが、特に医療情報は、実際的な効用や成果を求められるだけに、一部の成果やミスが強調されやすい傾向がある。売れる情報とはそのようなものかもしれないが、医療情報は生命に直結するものである。一方的な情報は社会の混乱の原因になることを自覚して、特に医療従事者は、社会全体の健康な発展に貢献すべく情報とつき合わなければならない。現実的には、不審な情報に関しては医師会や医学会などがすぐに反応してその機能を発揮しているが、医療従事者1人ひとりがそれらの組織的な活動の一員であり協力者であることを自覚し、実践し、連絡を取り合うことが必要である。

さらに、医学情報は、科学の最高峰でもあるだけに、時代の医療水準が刻々と進化しているという自覚のもとに、医療従事者は情報収集に励み、情報交換し、時代のもっとも正確な情報を持たなければならない。

その点からも、マスコミュニケーションとの充実した関係を保たなければならない。

(3) 患者―コ・メディカル関係

　医療の現場には、多くのコ・メディカルスタッフが医師や看護師とチームを組んで働いている。診療放射線技師、臨床検査技師、薬剤師、管理栄養士、臨床心理士、言語聴覚士、作業療法士、理学療法士、社会福祉士、精神保健福祉士、診療録管理士などのスタッフがいる。これらの多くのスタッフが必要に応じて患者の診断に欠かせない情報の提供や、病気のコントロールのための服薬指導や食事指導、あるいは患者の機能回復や心理社会的なQOLを高めるための働きかけを行っている。

　患者がコ・メディカルと継続的に関わるのは、栄養や服薬指導やリハビリなどの場面である。患者は急性期の段階を経て、症状のセルフコントロールや機能の回復の段階にあることが多い。この段階では、患者が病気への取り組みに主体的に関わることが必要になる。医療従事者は患者のセルフコントロールに対するモチベーションを引き出し、患者自身の行動変容を支援する。

　患者の肥満をコントロールして糖尿病や心臓疾患の増悪を予防するために食事指導を行う管理栄養士や、退院に向けて歩行訓練を開始して家庭で過ごせるようにリハビリを進める理学療法士に役に立つのが、以下に示す行動変容を促すステージモデルである。

表2-1　行動変容を促すステージモデル

ステージ	行動変容の状態
無関心期	行動変容の必要性をまったく考えていない
関心期	行動変容の必要性を感じてはいるが行動に移そうとは思っていない
準備期	行動を変えたいが具体性がない。決めているが実行できない
実行期	行動を実行しているが、まだ6カ月未満。6カ月以上行動しているが成果が出ていない
維持期	6カ月以上行動を実行しており、成果も上がっている

　ステージモデルは、行動の変化が生じる過程に段階があると考える。行動変容に対して無関心な時期を経て、行動を変容する必要性を感じれば関心期に移行する。次いで、情報を収集する準備期、実際の行動変容が起こる実行期、その変化が維持される維持期を経て、行動変容が定着する。

　このモデルでもっとも問題になるのは、患者が病気を治療する上で自分の行動を変える必要性を感じていない無関心期である。その場合には、行動変容に対するモチベーションを上げることから始めなければならない。病を抱えた患者の心理状態を理解して、あきらめや抑うつなどの否定的な気持ちを受容することが基礎となる。自分の行動を変えていくことで病気をコントロールできる部分があることを具体的に提示して患者教育を行う。患者自身の実行可能な行動で変化を起こせる可能性がみえると、無関心期から関心期に移行できる。その後は患者をほめつつ、具体的な行動目標を設定して実行できるよう援助する。

患者の行動変容を支援するときに必要なのは、行動変容が必要な状況を現実に即して詳細に聞き出し、患者にとって必要最低限の実行可能な目標を患者とともに検討することである。

できれば多少の遊び心を加えて、楽しみながら行えるゆとりがあると、モチベーションもつきやすい。

【事例④】20代　女性　慢性疼痛（プライバシー保護のため内容を適宜改編）

歩行が困難で退院できない状態だったので理学療法士が歩行訓練を開始した。リハビリ室での道具を用いた歩行訓練を始めたが、患者のやる気が出ず、訓練が進まない状況であった。退院後の生活を具体的に聞いてみると、患者の部屋は2階で階段が13段あることがわかった。リハビリの最大目標は階段13段の昇降と限定し、緩やかな病棟の階段を使用して3段の階段昇降から開始した。目標の階段に報酬として患者の好物のクッキーを袋に入れて置いておき、昇れたら取ってくることにした。成功したらともに喜び、訓練後に報酬のクッキーを食べてよいことにしたところ、1週間で13段の階段昇降が可能になって退院の準備が整った。実際の家の階段は病棟の階段よりも急であったために、家の階段の昇りはゆっくりとはいっていくこと、降りはお尻をつけて1段ずつ降りることにした。外泊で実行してみたところ、階段の昇降ができたので、退院する運びとなった。

ここでは、患者と医療従事者が患者の生活に即してリハビリの目標を具体的に話し合うことができている。あくまでも患者の生活に根ざしていることが大切で、社会的な判断や世間体にとらわれた対応や医療従事者の理想や目標の押しつけにならないよう注意する。患者がそれ以前の状況と比べて、少しでもよくなればその点をほめることが患者の変容へのモチベーションにつながり、行動変容が定着する。変容に喜びや楽しみが伴うように、医療従事者が工夫できる柔軟性やゆとりがあるのが望ましい。

（4）患者―事務職員関係

患者と事務職員の接点は受付と会計である。外来では患者と最初に出会い、最後に送り出すために、接遇がもっとも重要になる職種である。最初の第一印象が肝心で、「終わりよければすべてよし」という言葉があるように、最後の印象が全体の印象を左右する。その意味では、医療機関の顔でもある。また、会計という現実的な作業があり、患者が受けた医療行為すべての代価が適切なものかを直感的に判断する場でもある。ときには、医療従事者には伝えなかった患者の感情（否定的な感情）がイライラや怒りとなって吐き出されることもある。事務職員への対応が悪い患者には、病気であることへの反応や医療従事者への否定的感情の表出であると理解して、受容的に対応する必要がある。

また、総合病院では各診療科や検査部にも事務職員が配置されている。患者にとっては、医療機関のスタッフ全員が医療従事者である。仕事上の役割は事務が中心であるが、患者とのコミュニケーションは両刃の剣であることを念頭に置いて対応することが必要である。

事務職員が対応するときの留意点は次の通りである。

1) 事務職員はまず非言語的に患者に安心感や癒しを提供する（SOLER〈本書p.49参照〉のスキルを利用する）
2) 患者の質問には5W1Hを念頭に置いて明確に答える
3) 患者のクレームには、不満を感じさせたことについて限定して、「済まない」「申し訳ない」という気持ち（誠意）を伝える。クレームの内容については事情を詳しく聞く
4) 医療費についての質問は、患者にわかるよう丁寧に答える
5) 障がいがある患者に対する適切な対応を心がける（筆談、手話などを行う）
6) 感じのよい話し方を心がける。命令調→依頼調（「～してください」→「～していただけますか」）、否定的→肯定的（「できません」「わかりません」→「お調べいたしますのでしばらくお待ちいただけますか」）、あいまいな表現は控える（「多分」「おそらく」「もうすぐ」→「明確に」「5分ほどお待ちいただけますか？」など。数字で表現できるときには数字で、わからないときには「お調べいたしますので、しばらくお待ちいただけますか」と伝える）
7) 相手とのアイコンタクトを交わしたにこやかな対応は心地よいが、不特定多数に対しては不用意に笑わないように気をつける（「自分のことを笑われた」「ばかにされた」と受け止める患者もいる）
8) 患者の非言語的メッセージを読み取り、不安や疑問を感じている患者や家族には「何かお困りですか？」と声をかける。患者の障がいに対しては、車いすの準備や手話などの適切な配慮を申し出る。患者が体調不良で待合室の椅子に腰をかけることが困難であると思われる場合には、声をかけて横になれる場所を提供する
9) 診察室に入る前の患者の姿は診察室に入った患者の姿と異なることが多い。家族との関係性も座る位置からわかることがある。医師の前とは異なる患者の情報は治療を進める上で役に立つことが多い。対応が難しい患者は場面により異なる顔を持つことが多いので、医療従事者との情報交換の機会を持つのが望ましい。

次に、受付の接遇が患者の気持ちに影響を与えた事例を述べる。

【事例⑤】会計を30分待たされ、しかも不快な思いをさせられて帰った外来患者
外来受診を終えた患者が会計を待っていた。機械で支払いができるシステムになっていたが、支払いができることを示す患者の番号ランプが30分待っても点灯しなかった。「30分以上お待ちの方は受付にお声をかけてください」との貼り紙があったので、

患者は受付に会計ができるかどうかを尋ねた。受付はすぐにパソコンで確認して「支払いができます」と答えた。患者が30分も待って会計ができることを知らせるランプが点灯しなかったことをいうと、受付は「ときどき機械がうまく作動しないことがあります」とだけ答えた。患者は「お待たせして申し訳ありませんでした」のひと言があれば気持ちが違っただろうと感じて不快な思いで支払いを済ませた。

【事例⑥】検査が終了して気分が悪くなった入院患者
　検査が終わって気分が悪くなったために、しばらく廊下の椅子で休んでいた入院患者がいた。患者は我慢強い性格だったため、しばらく休んでから1人で病室に帰ろうと考えていた。しかし、気分が悪くなり、全身から冷や汗が出てくる状態であった。検査が終わっても帰らない患者に受付担当者が気づいて声をかけた。患者の状態をみて、車いすを準備し、病棟に連絡して迎えに来てもらった。検査が終了した後で気分不良になる患者もいる。患者は受付に助けてもらったと感じた。この検査の受付担当者は早速、「検査終了後に気分が悪くなられた方や、ご用がある方はすぐに受付にお伝えください」と貼り紙をした。

　検査部の仕事は、患者の検査が済んだら終わりではなく、患者が検査を終えて無事に帰るところまでを見届けることである。受付の気配りで患者の安全が保たれる。
　受付の一言や配慮で患者の気持ちは変わる。コミュニケーションが医療機関に対する患者の印象を左右する。事務職員のコミュニケーション力を発揮する機会は多いのである。

2　患者家族と医療従事者のコミュニケーション

　医療現場では、患者が1人で受診するケースもあるが、家族が付き添って受診することも多い。特に子どもや高齢者の場合は保護者が付き添い、告知などの場面では医療従事者から家族の同席を求めることが多い。
　患者の治療にとって、家族は様々な意味でキーパーソンとなる。患者の病気の治療に必要な情報の収集、重要な事柄を決定する場合や、その際の患者のサポートなどには、家族の力が必要になる。したがって、医療従事者は患者とのよい治療関係だけでなく、家族との良好な関係を結ぶことも重要である。
　また、家族は患者の症状に影響を及ぼしている可能性がある。例えば、患者が退院して生活の場に戻ったときに、症状が悪くなることが考えられる。症状を持続させる要因が家庭にある場合には、患者や症状に対する家族の関わり方を変えることでよくなることもあ

る。
　患者家族と医療従事者とのコミュニケーションが必要になる場合には、次のような状況が考えられる。
1）患者の状態の把握が困難で、情報収集が必要な場合（患者が小児・高齢者、意識レベルの低下など）
2）患者に重篤な疾患が発見されたとき、リスクの高い検査・治療や入院や手術が必要なとき、患者の状態が思わしくないとき、または予想外の経過である場合
3）患者の治療に家族の協力が不可欠な場合（生活習慣や慢性疾患のコントロール、リハビリなど）
4）患者の意思と医療従事者の考え方が異なるとき、患者の意思と家族の意思が異なる場合
　いずれの場合も、患者を支えるための治療チームの一員として、家族を位置づける気持ちで臨む。患者に対するコミュニケーションスキルを用いて、まず家族の不安や患者に対する心配に共感する。次いで、患者を支える家族の労をねぎらった上で、家族は患者の治療を進める協同のチームの一員であり、その力は大きいことを伝える。
　家族によっては、治療チームの一員になることを必ずしも望んでいない場合がある。しかし、少なくとも医療の場に臨んできてくれている点ではチームの一員である。ねぎらいと同時に家族の心情に共感することで、チームの一員としてモチベーションが上がるような対応を心がける。
　それぞれの状況において、次のような対応が考えられる。
1．通常の対応時（緊急な場合は除く）
「お待たせしました。ご家族もご心配でしたでしょう。一緒に来てくださって、助かりました。患者さんのこれまでの状況について聞かせてください……」など、家族への共感とねぎらいのこもった声かけは患者の状態を観察しながらでも言える。
　待ち時間がある場合は、患者の状態について家族がわかっていることをメモしてもらうようにしておくと、待ち時間も診察時間も有効に使える。メモ用紙に「ご心配のところ、お待たせして申し訳ありません。診察や治療のときにたくさんの情報があると助かります。患者さんのこれまでの状況について、どのようなことでもかまいませんので、書いてくださるようお願いします」と書き添えておくとよい。
2．悪い知らせを伝えるとき
　患者だけでなく家族にも配慮する必要がある。特に患者が一家の大黒柱や子供である場合、家族の衝撃は大きい。後述する悪い知らせを患者に伝える6段階のアプローチ（本書p.82参照）に沿って、患者と家族双方の様子を観察しながら話を進める。
　場合によっては、患者が家族をサポートする状況が展開することもあり得る。家族を支える患者の気持ちやその負担に共感し、サポートを必要とする患者家族の心理社会的背景も考慮に入れて、患者の治療を進める構えを医療従事者がつくっておく必要がある。

悪い知らせの場合には、患者には伝えずに、家族にだけ知らせてほしいと希望されるケースもある。そうした場合には、患者に隠しておきたい家族の気持ちに焦点を当てて受容・共感する。その上で、患者に隠しておくことのメリットとデメリットを協同で考えて、納得がいく解決策を見出す。患者への告知が一般的になっているとはいえ、病院への苦情のなかには、「家族に無断で悪い知らせを患者に直接伝えた！」と家族が医療従事者に怒りを向けているものもある。次のような事例があった。

> 【事例⑦】ご意見箱への患者の家族からの投書（プライバシー保護のため内容を適宜改編）
> 　大きな文字で書きなぐった紙には、「駐車料金が高い」という不満が最初に書かれていたが、その後に本当の不満が続いていた。「家族に無断で、主治医が患者にがんの告知をした。患者はすっかり落ち込んでしまった。患者を支えるために家族は毎日病院に来なければならない。そのたびに払う駐車料金が高い」という訴えである。主治医に言えない家族の怒りが駐車料金を払うたびに湧き上がってきた状況だと考えられる。この意見に対する事務部の文書による回答は、「外来受診以外の方の駐車料金についてはどの病院も一律に決まっています」というものであった。

　事務部への直接的な言葉によるクレームであった場合、このような対応は家族の怒りを爆発させる。背景にある告知の仕方についての家族の怒りの気持ちを受容・傾聴し、その点についての限定したお詫びが必要である（このケースは医療従事者の対応の改善点を考えるのに役に立つ）。

3．生活習慣病や慢性疾患の治療の際

　家族の協力が必要である。病気の成り立ちや症状のセルフコントロールに家族の協力が必要なことを患者と家族に伝える。治療の主体は患者であって医療従事者は援助者であること、患者1人に治療を任せるのではなく家族全体で支えることがよい結果につながることを例示しつつ説明する。家族の力は大きいことを伝えて、家族が治療チームの一員になることへのモチベーションを高める。また、それに伴う家族の労力へのねぎらいを忘れないようにする。

4．患者と家族と医療従事者の考えが異なる場合

　まず患者と家族の意思を十分に傾聴する。医学的な知識がない患者や家族は、医療従事者からみると矛盾したことや非現実的なことを述べることがある。しかし、頭から否定しないで、なぜそのように考えるのかについて聞いてみる。時間がない場合には、患者や家族の意思をあらかじめメモにしてもらうとよい。医療従事者の考えもメモにしておき、説明を加える形にすると互いの考えを整理することができる。家族の考え方を知ることで、患者の家族関係や心理社会的背景がわかってくる。また、家族の考え方の特徴（感情的か

論理的か）もわかるので、納得してもらいやすい話し方（コミュニケーションスキル：同調）もみえてくる。互いの考えのメリットとデメリットを整理して話し合いの場を持つ。また、一度で合意できないときには、いったん時間を置いて家族に考えてきてもらう。家族の考えをメモにしてもらうと整理がつきやすくなる。

　どの場面でも医療従事者が気をつけるべき点は、家族全員に対してできるだけ情報を正確に伝えることである。しかし、家族の情報の受け取り方は様々である。家族のなかでキーパーソンを決めて窓口になってもらうと、医療従事者が伝えた内容をスムーズに受け止めてくれるようになる。また、家族の意見はキーパーソンが集約して伝えることが望ましい。

患者だけでなくその家族の心身状態にも気を配る

　上記以外に家族に対して配慮するべき場合がある。

　患者が病気になったことで、家族の心身状態が不安的になるときである。特に精神的・経済的な生活面において、患者への依存度が高い家族の場合には注意が必要となる。患者や家族の心理社会的な問題も含めて、患者の治療計画を立てなければならない。心理社会的背景を十分に聞き、患者の病気が家族に及ぼす影響を把握しておく。ケースワーカーや臨床心理士とのチームを組み、家族を含めた患者を支援する体制をつくるのである。

　家族が心身ともに不安定になれば、家族が患者になる。この場合は家族に受診を勧めて、必要な治療が受けられるようにする。

　家族の一員が病気になると、患者だけでなく家族も大きなストレスを抱える。医療従事者だけでなく家族も患者中心の考え方をして無理をすることが多い。家族が心身のストレスに対処できるかどうかを医療従事者は考える必要がある。以下はその例である。

【事例⑧】70歳　女性　がん患者（プライバシー保護のため内容を適宜改編）

　70歳の妻ががんで入院し、手術を受けた。夫は付き添って看病したいと申し出て、夜間も患者のそばにいた。患者は夫の付き添いに満足して安心していたが、夫の体調を気遣うゆとりはなかった。夫は几帳面な頑張り屋の性格で付き添いに伴う愚痴もいわなかった。ある晩、看護師が夜間の巡回をしたときに夫の異常に気づいた。夫は心筋梗塞で亡くなっていた。

【事例⑨】新生児（プライバシー保護のため内容を適宜改編）

　出産直後に、新生児が血液型不適合による黄疸でNICU（新生児特定集中治療室）に緊急入院した。母親は不安と混乱で毎日NICUの前のガラスにへばりついて泣いていた。NICUの看護師がみかねて、「お母さん、赤ちゃんは生きようと頑張っていますよ！　お母さんが泣いてどうしますか！　赤ちゃんのために母乳を絞って持ってきてください！」

> と諭し、励ました。母親は看護師の言葉で現実を直視し、自分のするべきことは子どものために泣くことではなく、子どものために今できることを実行することだと考えるようになって立ち直った。

　医療従事者は患者のまわりで起こる家族の心身両面の変化にも注意を払い、家族を支えるために適切な対応をする必要がある。

3　医療機関のコミュニケーション改善のための研修

　医療機関のコミュニケーションのあり方を改善する場合に、ご意見箱の投書は患者の生の言葉をくみ上げることができる点で非常に役に立つ。投書からその医療機関の持つ問題点が明確になるからである。ご意見箱の投書を研修会などで課題として取り上げて、どのような対応が考えられるかをグループで話し合う時間を持つことが望ましい。様々な視点から投書に対応する方法を考えることは医療機関のコミュニケーションの改善につながる。
　研修では、体験を通して学べるロールプレイを利用するとよい。ここでは、先ほど述べた事例⑦（p.77）を使って考えてみる。
　患者の家族が、「駐車料金が高い！　主治医が家族に無断で患者本人に『がんだ』と言ったからだ。患者が落ち込んでいるから、心配で毎日車で患者に会いに来ないといけない。どうしてくれる」と、医療従事者に対して言ってきた場合、以下のような対応を心がける。
　家族の駐車料金についての訴えをまず傾聴する。次いで、訴えの背景にある告知に伴う怒りの気持ちを傾聴して受容・共感する。
・主治医の対応についての情報収集は必要だが、そのいきさつを聞いてみれば、患者家族の怒りは了解できるもので、社会的に許容できる範囲であると考えられる。怒りの受容・
・傾聴とともに、怒りの気持ちにならざるを得ない状況を医療従事者側が引き起こしたことについて限定してお詫びする。その上で、駐車料金と怒りの問題は別であることを理解してもらう。
　主治医がどのように悪い知らせを伝えたのかについて確認する。主治医に対する確認方法も医療従事者間のコミュニケーションの訓練になる。
・主治医の対応について必要があれば修正する。上司として医師に注意するのは難しい仕事である。プライドを尊重して相手を立てつつアサーションスキル（本書p.69参照）を用いる。
　研修でロールプレイをすると多くのアイデアが出てくるものである。役に立つ対処法を蓄積しておいて現場で応用するのがよいだろう。

column⑤ 医療事故・裁判とマスコミュニケーション

　医療事故は医療倫理の重要なテーマであり、特にマスコミュニケーションとの関係では本書でも重要な課題である（詳細は「医療経営士　初級第8巻　生命倫理／医療倫理」テキストに譲る）。

1）医療事故・裁判におけるマスコミュニケーションへの基本対応

　医療事故・裁判の場合、医療機関におけるマスコミュニケーションへの基本的な対応については、公表を原則とすると共に、関係者へのプライバシーの侵害のないように、また、ハラスメントが生じないかを常に配慮すべきだということに尽きる。この場合、コラム④で述べたように、何よりも患者、家族をも含めた全医療チームの和こそが、より緻密な判断を可能にし、医療事故を防ぎ、マスコミュニケーションとの関係も良好にし、ひいてはそれが医療の発展に貢献することはいうまでもない。

　たしかに医療事故については、病院や医療従事者の評価に関わることだけに、あまり知られたくないことだということは当然である。しかし、やはり公表が社会的原則である。むしろ、隠していたという事実がのちに漏れて失う社会的信頼のほうが大きいと自覚すべきであろう。今後類似の事故が起きないために、医療の未来のためにも公表しなければならない。このとき、医療チーム内で真摯に議論し、矛盾のないように相互に納得し合うことが重要である。この場合、特に、パターナリズムに陥らないようみんなでよく意見を出し合い、反省し、今後の医療に向けて発展的に捉えられるように結論を導く。個人攻撃は慎まなければならない。たしかに、事故は誰かのもとで起こるのであるから、当事者の責任は存在するが、因果関係は単純ではない。原因を幅広く求めることで、医療システムの改善につながる。このように、因果関係を求める際に、責任転嫁ではないように冷静に対処しなければならない。

　そして後述するように、公表は事故の事実のみではなく、それに対して日ごろどのような危機管理をしていたかをも含む。

　コラム④で述べたように、現代のマスコミュニケーションの特徴の1つは、コミュニケーション難民が出現しているということであった。すなわち、新しいメディアに対応できない人々に伝達すべき内容が伝達できないということが起こっている。このような意味では、今後類似の事故が起こらないためのコミュニケーションということを考えれば、諸機関の公表の手段も考慮しなければならない。

　さて、マスコミュニケーションの世界では、社会の問題提起を業務の一端に担う以上、起こった医療事故には手厳しく対応されることは覚悟しなければならない。しかし、それゆえにこそ、マスコミュニケーションのその社会的使命をむしろ医療機関の

肥やしとして未来への発展へと繋いでいかねばならない。日ごろからマスコミ関係者と相互に研鑽を図れば、より発展的な報道を可能にする。

2）マスコミュニケーションへの日常的な対応

　医療機関としては、日常的に以下のような努力をして、事故が起こったときにはその日常的努力、すなわち危機管理的努力を含めて迅速に公表する。この努力が医療機関への信頼を回復する可能性もある。

　まず、日常的には、本書の「第1章　総論」に従って、論理的努力と倫理的努力とそれらに対する教育、自己研鑽などについて、その証拠を意識し記録することである。日ごろ、漫然と習慣的に医療行為を為すのではなく、自らの医療行為がどのような意味を持っているかを論理的に考え、そのことを正確に記録に残しておく習慣を持つと、医療事故を防止することにもなるし、いざ医療事故が起こったときに、自らの医療行為の真剣さを証明する手立てにもなる。

　その場合、医療従事者の義務として、時代の医学的レベルに対する正確な認識を持つべきことを忘れてはならない。医療裁判と他の裁判の決定的な差異は、前者が専門における時代水準の知がなければその無知も裁かれることになるが、後者は多くの場合知らなかったことに対しては寛容である。医療従事者は、患者や症状に対して時代の最新最高の知恵を傾ける努力をし、その努力を証明しなければならない。そして、昨今、この医療水準には医療態度も含まれることさえ配慮しなければならない。

　もっとも現実的な場面では、法的対応についての知識が求められる。これは問題を隠蔽しようとする目的ではなく、日ごろから法の変化を知り、それに正確に対応し、かつ的確な医療行為を行うためである。

　例えば、患者のプライバシーの保護に関する法によれば、基本的には患者本人の情報は本人にとってのみ開示されなければならない。しかし、そのことが患者の生命維持にマイナスになる場面では、法の精神を生かしつつ柔軟に対応せざるを得ないであろう。ただし、あくまでも高度な判断を要求され、多くの場合は、医療チームや第三者を交えた集団の議論や倫理委員会の決定を待つことになる。

　また、インフォームドコンセントに関していっそう厳しい法的基準が設けられれば、その日からカルテの記述内容に、その法的内容に対応する情報を記入しなければならない。いざ裁判になった場合には、記録された情報が重要な証拠になるからである。

(1) 告知の際のコミュニケーション上の注意点

悪い知らせを伝えるときの6段階のアプローチ

　よくない知らせとは、重篤な病気や状態の悪化、障がい、死を伝えることであり、患者にとって生活や存在、安定を脅かし、希望を損なうような知らせである。こうした知らせは患者や家族に混乱や絶望などの強い感情を引き起こす。医療従事者は患者の反応を確かめながら情報を伝え、苦痛を適切に受け止め、患者を援助してその苦痛を和らげることが求められる。

　以下が悪い知らせを伝えるときの6段階のアプローチ（ロバート・バックマン、マーガレット・ロイド、ロバート・ボア、内富庸介 参考）である。

[第1段階]
　話が中断しない場を設定する。悪い知らせを伝える前に、患者が心の準備ができるように言葉をかける（「大切なお話です」「お時間は十分にありますか」「今日はご家族にもお話を聞いていただきたいと思っています」など）。

[第2段階]
　患者の病状認識を知る（「今の状態についてはどのように考えておられますか？」など）。

[第3段階]
　患者がどの程度知りたいかを知る（「気がかりなことや聞きたいことがありますか？」など）。

[第4段階]
　情報を共有する。悪い知らせをわかりやすく明確に伝える。診断・治療計画・予後・援助などの伝える内容を明確に整理しておく（「ご心配でしたでしょう」「率直に申し上げますと……」などの前置きの言葉をかける）。

　患者の病状認識と理解度に応じて対応する。患者の言語的・非言語的反応をみながら、情報を少しずつ提示する。なるべく専門用語は使わずに、患者に理解できる言葉を用いる。

　検査データや図やメモを活用する。患者が感情を表に出したら受け止める。しばらく沈黙して患者の言葉を待つ。悪い知らせによって生じた気持ちをいたわる言葉をかける（「大丈夫ですか？」「驚かれたでしょう」「辛いですね」など）。

　患者がどのように理解したかを確認する（「ご理解いただけましたか？」「わからないことはありませんか？」など）。

　質問があれば情報を繰り返し提示し、重要な部分を強調して明確にする。

　質問はあとからでもできること、看護師に聞いてもよいこと、家族が聞いてもよいことを伝える。

　患者の受け止め方を確認する（悪い知らせを現実的に受け止めているかについて、患者の言葉や態度から確認する）。

話の進み具合が速すぎないか確認する。

[第5段階]

患者の感情に応答する。患者の言語・非言語的表現を傾聴する。身体言語の観察を行う。患者の感情を察知して、その気持ちを受け止める。

患者自身の対処する力を引き出し、現実的な希望へと仕向ける。患者が希望を持てるように「できないこと」だけでなく「できること」も伝える。

病気を含めた患者の日常生活についても話し合う。病気以外に気になること(心理社会的背景)を尋ねる。

心理社会的背景も考慮して、患者の気持ちに共感して思いやりを示す。

[第6段階]

今後の計画を立てて完了する。

患者の問題を理解する(病気や告知による身体・心理・社会的な問題)。

今後の計画を立てる(治療方針、選択肢、治療の危険性と有効性、推奨できる治療法を伝える)。

セカンドオピニオンや医療相談やソーシャル・ワーカーなどのサポートに関する情報を提供する。

要点をまとめて伝える。説明に用いた紙は患者にわたす。質問がないかを尋ねる。

今後も責任を持って治療に当たること、患者を見捨てないことを伝える(「今後も責任を持って、力を尽くします」「一緒にやっていきましょう」など)。

告知に対する考え方

告知についての考え方や方法は様々である。以下に2人の考え方を紹介する

柏木哲夫(金城大学 学長、精神科医)は、告知のプロセスについて、回復への希望は残しつつ安易な励ましは控えること、患者も疑念を持っていることが多いので、小出しにして「長期戦になりそうですね……」といったストレートな表現はしない配慮が大切であるとしている。

また、漠然とした不安や身体症状、いら立ち、怒りの表出が患者に認められることが多いので、告知に対する患者の受容能力と性格を考慮して患者の状態に合わせて慎重に進めること、うつ状態のときには医療従事者が患者とともにいる姿勢を示すことが重要であると述べている。

徳永進(鳥取赤十字病院 内科部長、医師)は、告知にもいろいろなやり方があると述べている。伝えることは当然であるが、現場では伝えないこともあるし、言葉には出さないが伝わる場合もある。本人が悟る場合もあるし、「妻が受け止めきれないだろうから、妻にはいわないでくれ」と患者が願う場合もある。それぞれの患者や家族に合ったやり方がある、ということである。また、このような深刻な場面であるからこそ、適度なユーモア

が役に立つとも述べている。

どちらの考え方であっても、医療従事者が原則を踏まえつつ、患者と家族の状態に合わせて告知することが大切である。

よくない知らせを聞いた患者の反応は一様ではない。悪い知らせを聞くだけでなく、重大な病気を抱えて生きることは大きなストレスになる。

泣いたり、怒ったり、不安になったり、退行したりしても、その反応は患者がとりあえずできる「感情の表出」という対処法である。患者はそれまでの人生でストレスに対処してきたのと同じように行動するものである。しばらくはその感情を受け止めつつ、患者が現実的に対処できるよう援助しながら、患者に内在する、より効果的に対処することのできる力を引き出す。

ストレスが大きいときには周囲のサポートが大切である。患者にとってのキーパーソンを確かめておく。

ときに患者は非現実的な望みを持つ。「よい薬ができるのではないか？」「自分には奇跡が起こるのではないか？」「何とかなるのではないか？」などである。気持ちとしては受け入れられるが、現実的には不可能なこともある。こうしたときは患者が絶望しないよう配慮して伝える。

患者が悪い知らせを一度に受け止め切れない場合には、いったん話を保留する。それが患者のそのときの精一杯の対処だと考えて、医療従事者のペースで進めることを控える。

患者の怒りや混乱を受け止めることは、医療従事者にとっては困難だが、患者がストレートに感情を出しているので、どのように対応すればよいかのヒントになる。

患者が一見冷静に受け止めたようにみえて、自分の感情を失っている状況（失感情状態）は注意を要する。このような状態は患者の非言語的なメッセージでわかることが多い。表情や姿勢が硬い、視線が動かないなどである。あとになって感情が噴き出す可能性がある。このような場合、患者は告知を現実のことと受け止めていないのかもしれない。医療従事者は患者にきちんと伝えたつもりでも、患者には伝わっていないことがある。また、あとになって患者が「聞いていない」と言い出すことも考えられる。そうならないためにも、患者がどのように受け止めたかを確認しておくことが重要である。

医療コミュニケーションの実際（患者コミュニケーション） ❹

column ⑥ 医療に関する社会問題・医療制度・政治とマスコミュニケーション

　社会問題や医療制度や政治に関して、マスコミュニケーションが強い発言権を有し、社会に大きな影響を与えることはいうまでもない。しかし、それゆえにこそ、医療従事者はそのメリットとデメリットを十分にわきまえて対応しなければならない。それらの主軸についてはこれまで述べてきた通りであるが、本項では、メリットを考えるとともに、特にデメリットの視点から問題を考えてみたい。

1）医療に関する社会問題・医療制度・政治へのマスコミュニケーションの対応のメリットとデメリット

　先に挙げた特徴の両側面である。

[特徴①]

　不特定多数で無差別的、無限な対象に、画一な情報を提供するという点にあった。社会問題や医療制度や政治と医療との関係についての報道について言えば、メリットとしては、生命を守る方向のそれら社会的話題については、画一的に、すなわち原則的には平等に（後述するようなコミュニケーション難民を除いて）情報が伝達され、個人個人が自主的に自らの健康や生命の維持を図ることができるという点が挙げられる。特に、危機管理情報についてはその威力を発揮する。最近では、新型インフルエンザについてその情報が情報の変化をも含めて刻々と報じられることによって、社会活動の混乱が最小限に食い止められた例があげられる。他方、デメリットとしては、もし、それらの情報が歪められたり間違っていたりすると、無限の被害者が生じることになる。

[特徴②]

　情報を伝えるシステムのフィルターを通した、情報の提供者の一方的な伝達だという点であった。特に政治との関わりのある医療報道は、その出所によってはよきにつけあしきにつけ、高度な政治的配慮が為されていると銘ずるべきである。こうなればもはや善い政治家を選ぶしかないといえよう。

[特徴③]

　一度発信すれば修正は困難だということであった。いわゆる情報が一人歩きしやすいのがマスコミュニケーションの特徴であるが、社会問題や医療制度や政治については、個人的な意見や思いを差し挟みやすい対象だけに、マスコミュニケーションの情報の内容に、そのような個人的な意見や思いが忍び込んでいないかをチェックすることが必要である。特に医療情報については生命に関わるだけにその専門家としての医療従事者は厳格に監視する視点が求められる。例えば、有識者、評論家が意見を述べる場合、それ

らの人物が日頃どのような傾向を持っているのか、程度のことは関数として考慮しつつ情報を得ることが求められる。もちろん、それらの情報を自ら発信する場合には、論理的文章の書き方におけるマナーのように、オリジナルの発言者を同時に伝達しなければならない。これは、その医療従事者自身を守ることにも繋がる。

[特徴④]

コミュニケーション難民の問題である。社会問題や医療制度や政治については、情報が得られないことが、生存に直結することさえありうる。マスコミュニケーションでは情報が得られない人々に対しては、パーソナルコミュニケーションで補完する、といったきめ細かい対応が、特に必要である。医療情報が個人的にも求められるのは、医療現場でというケースも多いが、そのような場に立ち会う医療従事者は、自身の日頃の研究姿勢が測られているという自覚のもとに、マスコミ情報のチェックや、真のパーソナルコミュニケーションを遂行しなければならない。

2）社会問題・医療制度・政治におけるマスコミュニケーション対応

このように、社会問題や医療制度、政治とマスコミュニケーションの関連においては、マスコミュニケーションと医療というその特別の性格上、細心の注意を必要とする。しかし、結局の所、その対応の根本はこれまでの章で述べてきたことと同様である。

1．客観的で正確な情報として受け取る

特に、社会問題や医療制度や政治情報は、その検証の手段として法律が威力を発揮することも多い。法律関係の定期刊行物には、判例や省庁の指針といった情報が刻々と報道されている。これもまたマスコミュニケーションであるが、このような確実な情報を目安にして、すべての情報を整理する意識とスキルを磨くことが求められる。

2．客観的で正確な情報を発信する

医療従事者は、一方ではマスコミュニケーションの発信源でもある。学問的根拠に基づき検証の行き届いた情報を、論理的に正確な姿で提供しなければならない。

3．客観的で正確な情報が伝わったか、情報を必要としている人に確認する

マスコミュニケーションのデメリットが、患者やその家族に悪影響を及ぼさないか、監視し実行するのは医療従事者の義務である。

4．ヒューマンな姿勢を忘れない

それらマスコミュニケーションに対する検証の際や情報発信の際、また、デメリットが患者やその家族に伝わったかを確かめる際などに、ヒューマンな姿勢を忘れないということである。様々な技術的な留意点は指摘される通りであるが、それらを正しく遂行するためには、技術以前の生き方が問われる。ヒューマニズムの精神こそが、マスコミュニケーションに欠かすことのできないものである。

医療コミュニケーションの実際（患者コミュニケーション） ❹

2　患者コミュニケーション

(1) ターミナル期の患者とのコミュニケーション

　悪い知らせは患者に衝撃を与える。その奥に「死」がみえるからである。現在はたいていの場合、「死」は病院や施設で起こるが、ほとんどの患者が身近に「死」を体験しないまま「死」に直面することになる。健康と生に対する期待は強く、それだけ「死」の脅威は大きい。
「第1章 総論」の最後で述べているように、エリクソンは「死と人生」の問題をライフサイクルの第8期の老年期の課題として取り上げている。人生の最後の課題は、「自分の人生を肯定する・受け入れる」ことであるとして、死に至るプロセスをその課題の達成のプロセスと考えている。
　「死」へのプロセスについて、キュブラー・ロス[*1]とロバート・バックマン[*2]の考え方を紹介する。

①キュブラー・ロスによる死の受容プロセスの定義

　死の受容プロセスを、1）否認、2）怒り、3）取引、4）抑うつ、5）受容の5段階に分類した。この5つは「死」の脅威に対する重要な共通の反応である。

死の受容の5つのプロセス（参考：キュブラー・ロスによる分類）

1）否認の段階
　患者は死を否認しているので、「患者らしくふるまわない」。そのために、医療従事者は対応することが難しく、何もできないという無力感から関わりを避けがちになる。患者が否認しているときには、そうせざるを得ない状況を理解して思いやることが大切である。

2）怒りの段階
　患者はいらだって怒り、家族やスタッフに反抗する。それは患者の追い詰められたやり場のない気持ちであり、それを受け入れることが大切である。この怒りは医療従事者個人に向けられたものではないことを意識して、個人的・感情的に受け取らず、怒りの表出を促す。

3）取引の段階
　死の先延ばしと引き換えに何か（例えば善行）を行うという取引をする。患者の考えることが医療従事者には非現実的であると思える場合でも、患者のそうしたい気持ちと死への恐怖や、死から逃れたいという気持ちを理解するように努める。

4）抑うつの段階

大切なものを喪失しようとしている抑うつに対して、患者の悲しみや嘆きに寄り添う。

5）受容の段階

この段階に至った患者には、ともにいること（そばに座って時間を過ごすこと、手を握るなどの非言語的な関わり、自然に触れることなど）が大切である。

②ロバート・バックマンによる死に向けて起こる感情プロセスの定義

死の受容プロセスは一般的で普遍的なものというより、個人に特有の過去の困難に対する反応である。そこで起こる感情には、怒りや抑うつに加えて恐怖や罪悪感などもあり、それらが同時に前後して表れる。プロセスは1）初期段階、2）中期段階、3）最終段階の3つで構成される。

死に向けて起こる3つの感情プロセス（参考：ロバート・バックマンによる分類）

1）初期段階

脅威と直面する。恐怖・心配・ショック・疑い・怒り・否認・罪悪感・ユーモア・希望・絶望・取引のうちのいくつかが、もしくはすべての反応が混合して認められる。人によって様相が異なる。

2）中期（慢性期）段階

初期の反応のうち解消可能な反応は収まっている。激しい感情は弱まり、抑うつが認められる。モノクロのような状態である。

3）最終段階

死を受容する。患者が周囲と普通のコミュニケーションを図っている状態で、死を苦痛に思っていない場合もある。

個人が「死」に対してどう取り組むかという問題は、エリクソンのライフサイクルの老年期の課題でもある。

バックマンは、告知などの大きなストレスに対する反応と対処法はその人のそれまでのストレスに対する反応と対処法の集大成であると考えている。

「第1章 総論」で述べたように、エリクソンの老年期の課題は、その人にとっての人生の総決算である。今まで生きてきたすべてのことが、自分にとっては必要だったと受け入れられること、その人らしくありのままを肯定できることが課題への答えになる場合がある。高齢者が「自分史」や「自分が生きてきた物語」を紡ぐことの大切さが最近注目されている。自分の歴史や物語という形ではなくとも、「最後に何かしたいこと」を患者や家族や医療

従事者がともにできる状況をつくると、人生の最後のよい思い出になる。

> 【事例⑩】70代・女性　すい臓がんの末期患者（プライバシー保護のため内容を適宜改編）
> 　彼女は、良妻賢母で家族のために奉仕することが生きがいで、長い人生を生きてきた。厳しい姑に仕え、よい嫁として近隣への配慮をし、常に抑制的に生きてきた。しかし今になって、「自分のために、自分が決心して行動することがなかった……」という気持ちが出てきた。やり場のない気持ちが家族、特に夫への不満となって出てきていた。こうした不満を傾聴していくプロセスで、患者の気持ちに少しずつ変化が生じた。
> 「先生、私はいつも誰かのために生きてきた。ここ何日か、自分がしたいことがあるかな……と考えていた。実は私はある画家が描いたデッサンを持っているんです。子供の絵です。これだけは私1人のものなんです。これを美術館に寄贈しようと思うんです。私が自分で決めて自分がそうしたいと思うんです」
> 　患者は家族に頼んでデッサンを家から持って来てもらった。家族が見守るなか、病室で患者から美術館の職員にデッサンの贈呈式が行われた。その2日後に彼女は旅立った。

　医療従事者にとって、「死」は大きな問題である。誰もが大切な人を見送り、自分もいずれは通る道である。バックマンが述べるように、「死」という大きな問題がそれまでの人生におけるストレスの乗り越え方の総決算であると考えると、ターミナルの患者は、その人の生き方の総決算である死に方を、医療従事者だけでなく、すべての人に教えてくれるかけがえのない存在となる。医療従事者も、自分がどのように人生やストレスに立ち向かい、対処してきたかを考えてみる必要がある。患者に対する医療従事者の言葉が自身のそれまでの生き方の総決算にもなるからである。

＊1：エリザベス・キューブラー・ロス（1926 - 2004年）　アメリカの精神科医。著書『死ぬ瞬間』で死の受容のプロセスと呼ばれているキューブラー・ロスモデルを提唱した。
＊2：ロバート・バックマン　カナダのトロント・サニーブルック地域がんセンターのがん専門医、トロント大学内科学教授。

第2章　各論──医療コミュニケーションの実践

column⑦　症状、疾病に関する情報とマスコミュニケーション

　マスコミュニケーションが医療に対してその一般性において力を発揮するのは、この症状や疾病に関する情報提供である。巷にはこれらの情報があふれ、一般人が自由に情報を手に入れることができる。そのことは本質的には有難いことではあるし、どのような情報を手に入れ、どのように利用するのかは個人の自由に任されているのだから、医療従事者はその状況に関しては他人ごととして放置しておいてよいかというとそうではない。

　たしかに、民主主義の原則は非介入であり、個人の自主的な生き方に干渉しないのが基本的な考え方ではあるが、個人もしくは社会の生存が脅かされるような状況には危機介入をしなければならない。

1）症状、疾病に関する情報へのマスコミュニケーションの対応のメリットとデメリット

　このような原則のもとで医療従事者とマスコミュニケーションの関係について考えてみると、マスコミュニケーションのメリットとデメリットとの差がはっきりと示される。

　まずメリットは、他の医療情報と同様、同一の情報が社会全体に発信されるので、社会における危機管理が行いやすいということが挙げられる。例えば過去にはファッションでもあった喫煙が、いまやすっかり時代遅れとなり不健康の象徴のように言われるようになって、喫煙していることで就職や結婚など基本的な社会生活にさえ障害が及んできているといった事実をマスコミュニケーションのメディアを通して伝達するだけで、喫煙率が下がってくる。このように、予防医学の点では特にこの情報の画一性は効果を発揮する。

　また、マスコミュニケーションのグローバルな取材力は、地球の隅々まで起こっていることを報道してくれるが、我々の海外旅行や海外からの渡航者などに関する健康、保健情報をいち早く得ることができ、個人的社会的に適切に対処することができる。

　これらのメリットに対してデメリットは、やはりその情報の均一性、広範性に関するものである。

　症状、疾病に関する情報が正しければ、それは社会に大きな恩恵を与えるが、もし情報が間違っていたり、情報を受け取る側が誤解したりすれば、広範にしかも迅速に危険が広がることになる。

　「第1章 総論」で述べたように、情報とは本来、我々の本質的な無知の部分を反映するものである。どんなに正しいと信じられた情報でも時代により誤っていたと言われるのは宿命的なことである。

　さらに、マスコミュニケーション難民に象徴されるように、情報は常に全体に均質に

伝わっているという保証はない。

2）症状、疾病に関する情報についての医療従事者の対応

　マスコミュニケーション関係者が、このメリットとデメリットを十分心得て、正確な情報をわかりやすく提供する努力をすることは当然であるが、これに対して専門家としての医療従事者はすべてに厳格に対応しなければならない。

　それには以下の点を日常的に心がけることである。

　そのすべての前提は、医療従事者はすべて、症状、疾病に関する専門家であるということである。医療従事者といっても、その内部においては様々な専門性があるが、一般人からすれば症状、疾病、それに健康保健一般に関する専門家であるという視線がある。また、いずれかの国家資格を有する医療の専門家ということであれば、その専門性における時代的医療水準に達していなかったことで事故が起こった場合には罪に問われることにもなる。これほどまでに、医療従事者に対する一般の期待は高く、それゆえにこそ生じる義務と責任を自覚しなければならないが、その中心軸は、症状、疾病に関して正確な知識を有し、その知識に基づいて適切に対処できるということである。

　したがってまず、医療従事者は常に症状、疾病に関して正確な知識を有し、その知識に基づいて適切に対処できるように研究する努力を怠らないことが重要である。と同時に、先の時代水準とも関連するが、医療態度までもが専門性として要求される。その態度には患者の個性との関わり方が重要であるとともに、症状、疾病、対処法などの病気そのものとの関わり方という態度もある。個々の院内評価には勤務態度がつきものであるが、対人的態度や対症状態度は医療という特殊な職場だけに、院内評価では重視されるのは当然である。

　これ以外にも医療従事者の専門性は細かく述べられようが、対マスコミュニケーションということであれば以上の中心的な柱からすべてが生じていると考えてよい。すなわち、以上述べた医療従事者の心構えや知識、技術、態度などの総合的内容こそが、症状や疾病を報じるマスコミュニケーションの重要な課題であり、やみくもに恐怖や不信を煽るような報道態度は、医療従事者としては迷惑である。医療従事者自身がこのことをわきまえてマスコミュニケーションのメリットを生かすべく尽力すべきであろう。そして、そのすべての根幹がヒューマニズムであることは言うまでもない。

(2) 怒りの感情がある患者とのコミュニケーション

　告知を受けた患者、ターミナルの患者や家族は受け入れがたい病気や死への恐怖、身体機能、心理社会的役割の喪失感からやり場のない怒りを医療従事者に覚えることが多い。症状が悪化したり、医療従事者の対応に「見捨てられる」「傷つけられる」などと感じたときにも怒りが生じる。

　怒りを向けられると、医療従事者も患者の怒りに巻き込まれて、つい怒りで返す、患者を避けるなどの行動を取りたくなる。患者は医療従事者を通して、やり場のない怒りやほかの人に対する怒りをぶつけている可能性がある。怒りの背景にある患者の気持ちを理解すると、客観的に対応しやすくなるだろう。

　怒りに対する効果的な対応とは、まず患者の怒りを受け止めてその反応を評価すること、次いで、それに応えるためのアプローチを行うことである（バックマン参考）。

　患者の反応を評価する基準には、1）社会的許容性、2）適応性、3）解決性がある。

患者の反応を評価する基準

1）社会的許容性

　患者や家族の行動が社会の許容範囲を超えているときには、許容できないことを伝える。例えば、家具を壊したり、スタッフを脅かしたりする場合には、怒ったり、取り乱したりすることなく、落ち着いて「このような行為は受け入れられない」と伝えるのが望ましい。（患者が腹を立てて病室のドアを蹴って破った。その行為を止めるように説得しても止まらなかった。もっとも効果的だったのは、ドアの修理にかかる費用を書いた紙をわたしたことであった。修理代の明細書をみて、自分の行為を現実的・客観的に捉えることができるようになり、患者はそれ以上ドアを蹴らなくなった。その後、冷静になってから患者の腹立ちの理由について聞く時間を設けた）。

2）適応性

　患者が怒りをぶちまけていても、それが大きなストレスを受けた直後であるような場合、当面は適応的な反応とみなすことができる。一見不適応な反応であっても、患者が状況に適応するのを助けている場合がある。しかし、患者自身にとってその状態が長引かないほうがよい場合、怒りの感情の表出を促し（受容・傾聴）、落ち着いたところでそのストレスの効果的な対処法について考える。

3）解決性

　怒りの背景にある患者の気持ち、（例えば、病気を受け入れがたい、医療従事者から見捨てられる、無視される、受け入れられたいなどの気持ち）の表出を促す。現実的に解決できることと解決できないことを区別する。解決できることであれば、対処方法

> をともに考えて行動に移す（ほかの患者に比べて診察時間が短いのは、自分のことを大事だと考えていないと、主治医に対して怒っている患者がいた。小さい頃から自分は姉と比べて、親から大切にされていなかったと思い込んでいたことがわかったため、診察時間の長さと患者を大切にしていることは関係していないこと、体調がよければ診察時間は短くて済むので、それはよいことであると根気よく伝えることで落ち着いた）。

限定した謝罪は速やかに行うことが大切

　上記の対応で怒りが収まることもあるが、怒りが蓄積されて医事紛争に発展しそうな場合がある。特に医療事故が起こった場合、患者の怒りは大きく、対処の仕方によっては紛争になることも考えられる。最近は、謝罪の仕方も重視されてきている。

　医療事故への対応として、謝罪は医療側の責任を認めることにつながる可能性があるために、これまでは慎重に行うこととされてきた。しかし最近は、謝罪に対する考え方が変化してきている。

　謝罪には、責任承認としての謝罪、状況への謝罪、共感表明としての謝罪がある。患者の不満や怒りの背景には、医療事故や医療従事者の言動から引き起こされる強い否定的感情がある。患者や家族は怒りなどの否定的感情を理解してもらえることと、謝意と真相の究明を求めている。

　まず、怒りないし否定的な感情を持ったことに対しては、「不愉快・不満・怒り……のお気持ちになられたことにつきましては、申し訳ございませんでした。すみませんでした」などの言葉を添えて、誠意を持って謝意を示す。怒りの原因となった事実関係については、当事者双方から事情を聞くことを伝える。患者の怒りが正当なものであれば、謝罪すべき事柄を限定して「この点に関して、このような意味で怒りを感じられたことは当然です。すみませんでした」と謝罪する。限定せずに漠然と謝罪した場合、すべて医療従事者側が悪かったと極端に捉える人もいるので注意する。謝罪するべき部分と誠実に対応している部分を明確にわけて、事実に即して謝罪する。患者の怒りが誤解に基づくものであれば、誤解に至るプロセスをできるだけ詳細に再現して提示し、その誤解を解く。また、医療従事者側の真意を理解してもらえるよう努める。

　上記のプロセスは、文書や録音などで記録を残しておく（場所、同席者、所要時間、話し合った内容を文書に残し、患者にも渡しておくのが望ましい。録音する場合には事前に患者の了解を取ることが必要である。患者の抵抗が大きい場合もある。医療従事者の言動をあとでチェックするために録音させてほしいと依頼する形にして、患者の抵抗を和らげる。また、録音したものは患者にも渡す）。

　患者の怒りは訴訟に発展する可能性があるので、できるだけ早期に誠実に対応しなければならない。

column⑧　体験談、家族の手記とマスコミュニケーション

　体験談や家族の手記が、病気に悩む人々を勇気づけ、また、一般にも感動を与えることはいうまでもない。このことにマスコミュニケーションは社会に多大な恩恵を与えている。

　はじめに、この意味を倫理的根源から次のように述べることができる。「第1章 総論」でも繰り返し述べたように、我々は基本的には常に無知と戦っている存在だと言ってもよい。危機が迫った場合、その危機の意味を知らなければ我々は右往左往し、極端な場合には死に至ることもある。その無知が民族的レベルであった場合に過去多くの文明が滅んできたのは歴史が教えるとおりである。医療はその戦いのなかでも生命に直結するもっとも重要な戦いである。

　さて、このような無知を解決すれば我々は生き延びられるが、真の危機の場合は迫ってくるものが危機であることさえ分からないものである。あるウイルスが進化し、我々が初めて出合うウイルスとなって我々の健康を一気に広範にむしばむことはしばしば経験する所である。その際、たった1人の研究者がワクチンを発明しさえすれば人類は救われる。このことを普遍化すれば、真の危機が迫ったことを知るたった1人の人が我々には必要なのである。しかもそれは、本当に役立つかどうかさえ分からない知識でなければならない。真の危機とは、我々が初めて経験するものだからである。

　病気とは健康というスタンダードのホメオスタシスが崩壊した状態である。本人やその家族が大変なのは重々承知であるが、それは倫理的には孤立的な患者や家族だけの問題ではない。大変な状態であればあるほど、難病や困難な症状であればあるほど、それに対応するすべての人々の知恵を磨き、懸命に救おうとするための広範な努力を求める。そのことは、人類全体の危機管理の可能性を広げていることになる。病気の体験談や家族の手記が、それを経験したことのない人々にも広く受け入れられ、感動を与えるのは、我々が本能的に、このことが我々自身の危機管理であることを知っているからに他ならない。病気にかかった人は、苦しみ悩み、身を挺して人類の危機管理能力を開拓してくださっているのである。極端な例として脳死状態の患者を想定しても、そのようになる人は全人類からすれば少ないがゆえに、我々に生存のための稀有な知識と知恵を提供してくださっているといえる。それゆえ、医療従事者はどのような患者も救わなければならない。その努力が人類を救う知恵と努力に通じるからである。医療従事者は以上のことをわきまえてマスコミュニケーションと関わらなければならない。

　このように究極的な価値さえある、病気の体験談や家族の手記が広く世に受け入れられるのはマスコミュニケーションのおかげである。それは、記述のようにマスコミュ

医療コミュニケーションの実際（患者コミュニケーション） ❹

ニケーションのメリットでもある。

　反面、これらの内容はプライバシーに関わるだけに、対応を誤るとデメリット部分も強調されることになる。1960年代にベストセラーとなった書籍に『愛と死を見つめて』（大和書房、1963年）がある。軟骨肉腫に侵されて亡くなっていく女子大学生と、恋人である大学生の感動的な往復書簡であった。テレビ・ラジオドラマ、映画、レコード大賞をとったテーマ曲と、一世を風靡し、現在も多くのファンがいて書籍も再版されているが、筆者はその十数年後、著者の河野実氏とお会いする機会を得た。本章のテーマについて考えていた時期だけに、そのような興味からも感動を伝えたが、多くの励ましに感謝されたあと、現実的にはその後結婚された彼をマスコミが批判して自宅茶の間にまで写真を撮りに来ると、淋しそうに述べられていたのが印象的であった。

　この例がすべてを語るように、マスコミュニケーションは、ある部分的な感情を、プライバシーなど抜きにして広範に、刺激的に、瞬時にして伝えてしまう部分もある。病気の体験談や家族の手記が、病状に関する対処法や人類の知恵に起因する感動を伝えるのが、倫理的には本来の筋であるにもかかわらず、である。医療従事者は、マスコミュニケーションのそのような負の傾向性を十分に認識して対応しなければならない。

　近年、バラエティ番組風の医療健康情報番組が多く見られるようになった。いずれも、体験談や家族の手記などを交えつつ、楽しい番組に仕上がっていながら、情報の質は保たれているように感じられる。ゲストとして招かれる医師などの医療従事者もわかりやすく正確に述べているし、医療情報の進化に対しても、改訂版的な番組を放送する。本当は裏で繰り広げられる真摯な努力こそが重要であるが、このような番組は、マスコミュニケーションにとってもプラスになる。

　体験談や家族の手記は、当初は共感や感動といった感性的な受け止められ方をする。さらに、情報の実践性へと展開する、患者家族の会、グリーフセラピーの会、など家族の癒しにも貢献する。また、上記医療健康情報番組のように個人の健康を喚起する。このすべてに、前章で述べた、医療従事者とマスコミュニケーションの良好な関係が求められていることを忘れてはならない。

(3) 患者の暴言やクレーマーへの対処

　患者のなかには、些細なことに腹を立てて、暴言やクレームを突きつける人がいる。患者の怒りの背景がまったくないわけではないが、医療従事者にとっては身に覚えのないことが多い。このようなとき、患者が医療従事者に対して無意識に転移感情[*1]を向けている場合がある。転移感情には怒りや恨みや攻撃などの否定的な感情と親しみや愛着などの肯定的な感情がある。問題となるのは否定的な感情である。否定的な転移感情を向けられた医療従事者は、患者に対して無意識に逆転移[*2]を感じることがある。

> 【事例⑪】70歳代・男性　退院を間近に控えた患者（プライバシー保護のため内容を適宜改編）
> 　退院を控えた男性患者が看護師に対して「入院費用はいくらか？」と尋ねた。看護師は「明日請求書を持っていきます」と答えた。すると、患者は大きな声で突然怒り出した。これをきっかけに患者は、「師長は入院中に一度も来なかった。看護師が患者をえこひいきしている」と、普段の分別がある患者からは想像できないようなことを言い出した（実際には、患者が入院したときに師長自身が患者に自己紹介し、その後も訪室していた）。また、看護師は（おそらく緊急度の高かった）特定の患者をえこひいきしてはいなかった。しかし、患者にはそのように思えた（事実誤認、錯覚、選択的知覚などが認められる。患者の主観的な受け止め方が患者の生きている世界である）。

　一般的に、患者が無視された・見下された・見捨てられたと主観的に感じて傷ついた場合にクレーマー化することがある。いったん傷つくと、無視される・見捨てられると感じる状況に過敏になり、それしか目につかない状態やそれだけを探すような状態になることがある。
　患者は入院時の不安に加えて、吐血して不安が強くなっていたが、同室に緊急度の高いほかの患者がいたので、不安や看護師に頼りたい気持ちを抑えていた可能性がある。入院費用がいくらかを尋ねたときに、患者の思い通りの答えが返ってこなかったのをきっかけに、それまでに抑えられた怒りや不満が爆発したと考えられる。
　この事例に対しては次のような対応が想定される。
　看護師の返事に対して患者が怒り始めたときに、「不愉快なお気持ちになられたようで、すみませんでした。入院費のことで何か気になられましたか？」とまず不愉快な気持ちにさせたことに対して共感して詫びる。その後、怒りの背景を理解できるよう相手の話を引き出す。
　普段手のかからない患者には注意して言語的情報だけでなく非言語的情報を観察する。「大丈夫です。変わりありません。まあまあです」などと答える患者には特に注意する（不

安や怒りや緊張があると顎や肩に力が入って、体が硬くなり前傾姿勢になる)。また、身体の観察は患者の心を読み取るのに役に立つ。このような傾向が認められる患者に対しては、可能であれば訪室回数を増やす。緊急患者の訪室の際には、簡単でよいのでこの患者にも声をかけるように心がける。

①不安が強い患者は退行しやすい

不安が強い患者は退行しやすく、「看護師がえこひいきしている」など、子どものような反応をすることがある。子どもの頃に同胞葛藤があり、我慢して自分の気持ちを言わなかったという体験があると、不安や緊張が高まったときに当時の行動を再現することがある。このような場合にも、まず傾聴し、怒りやクレームの背景にある患者の気持ちを理解するよう努めることが基本になる。

患者が言いたいことを言っているうちに興奮して患者の怒りがエスカレートする場合もある。このようなときには、言いたいことを文書にしてもらい、患者に冷静さや客観視を促す。

②金銭を要求するケースへの対応

受けた処置や対応に金銭を要求するケースも考えられる。そのような際には原則として、安易に応じない、事実関係を調査する、場合によっては法的な手続きを取ることをきちんと伝える(市の医療相談での事例で、注射の後遺症を訴えてきたので示談で金銭的な解決をしたところ、その後、似たような注射の後遺症を訴える相談があり、そのたびに先例を出され金銭を要求されて困ったことがあった)。

クレーマーへの対処のポイント

1) 現実的な枠を設定して、医療従事者の知識や技術や時間には限度があることを示す
2) 最小限のルールを示して折り合いをつける
3) 完全を望まない
4) これだけ誠意を示せば伝わるだろうと相手に期待しすぎない
5) 道徳的な評価を持ちこまない
6) 限定した話し方を心がける(部分について取り上げて全体化しない)
7) 1人で抱え込まないで、チームで一貫した対応をする
8) 文書などで記録をきちんと残し、患者にも渡す

---

*1：他者に向けた過去の重要な感情を医療従事者に対して向けること。
*2：患者に対して医療従事者が無意識のうちに抱く感情。否定的な感情の場合には会いたくないなどの気持ちを感じる。この感情に気づくことなく、患者に対して否定的な言動をしてしまうと、医療従事者に対する患者の否定的な感情が倍増する。

5 行動変容を促す医療コミュニケーション

　医療従事者は日進月歩の高度な専門的知識を必要としている。また、病気という大きなストレスを抱えた患者に対して、心理社会的な側面も含めて配慮に満ちたコミュニケーションを取るよう求められている。そのため、仕事に伴うストレスは大きい。多くの専門職が働く医療機関では、医療従事者自身も縦系列の組織のなかで、様々なストレスを抱えている現状がある。
「患者との関係における問題は確かにストレスだが、その解決に向けて努力してうまく対処できた場合には、医療従事者としての喜びがある。しかし、職場の人間関係でのストレスは非常に堪える」という言葉も多い。医療従事者の業務を円滑に進めるために、職場内でのストレスを軽減し、いきいきと働ける安定した医療従事者を育てていくことが管理者の重要な仕事である。そこで、スタッフを育てるときのコミュニケーションについて考える。
　医療従事者を育てる基本は、「医療従事者が、自己理解を深め、課題に向かってより望ましい意思決定という形で行動できるように援助する」ことである。
　人を育てるときは、「ほめる」ことが効果的であるといわれる。ほめる対応には人の持つ無限の可能性への信頼感がある。また、変化へのモチベーションを高めるために、すでにその人が持っているもの（資源）を利用する。その人が気づかないうちに、すでに変化が生じていることをフィードバックして、変化を豊かにしていくように働きかける。

行動変容を促す基本的なプロセス（相手の主体性を尊重する）

1) 現実的で実現可能な目標を設定する（できる可能性があることを目標にする。高望みはしない）。
2) 個人の内にある変容可能性をみつける。
3) その答えを引き出せるように働きかける（相手の可能性をサポート、ポジティブな面に注目する）
4) 個人が望む目標や希望を達成するために、その人自身の意思に基づく自発的行動を引き起こす（本人は気づいていないが、実際にはできている部分をみつけることで自覚させて、自信を持つことができるよう援助する）。
5) 望ましい行動を継続させる（定期的に接点を持ち、前と比べて、できている点や望

ましい変化を認める、ほめる)。
6) 現在と未来に焦点を当てる (本人が変化して行動変容ができれば、未来は変えられることを重視する)。

行動変容を促すコミュニケーションスキル

1) 関わる

　共感する (うなずき・あいづち・重要な単語や感情のこもった言葉の繰り返し)。同調する (相手の話し方・ペース・トーン・態度に合わせる)。中立的態度で臨む (批判・評価・決めつけを避ける、相手を尊重する)。

2) 傾聴

　相手の話を遮らない。考えを否定しない。感情を表現する言葉と身体言語に注目する。相手が本当に言いたいことは何かを5W1Hで具体化する。

3) 質問

　まず「開かれた質問」で相手の考えや感情を聞いて、自由な発想を促す。次いで、「閉じられた質問」や「どうなりたいかを問う質問」などで問題点や行動変容の方向性が明確になるよう質問する。

4) 承認

　認める (ほめすぎに注意する。根拠のないほめすぎはばかにされたと受け取られやすい。他人と比較しない。漠然としたほめ方ではなく、前と比べてこの点が変化した、あるいは○%できるようになって変化したなどと数値で表現する)。

5) 課題の解決

　理想的で立派であっても達成に多くの時間がかかるような対処法ではなく、本人の現在の状態に見合った具体的で実行可能な対処法を引き出す。まず相手から自発的に出てくるのを待つ。もし出てこなければ、提案の形で実現可能な対処法を2～3件提示し、本人と相談して選択してもらう。

6) 行動の実行

　話をまとめ、具体的で実現可能な行動や目標を設定して、双方で確認する。

7) フォローアップ

　期限を決めて、課題の進行状況を双方で確認する。

8) **行動変容がうまくいけば、承認し変容した点を具体的に挙げてほめる**

　うまくいかないときは問題点を検討して1)～8)を繰り返す。

上記のプロセスを繰り返すことが、医療従事者の行動を望ましい方向に変容させ、成長を促す基本になる。

このプロセスを用いて、受付の接遇改善にグループで取り組む場合の手順について、以下に例示する。

受付の接遇改善で取り組む手順

1）患者の評判がよかった対応やうまくいった対応をグループで挙げてみる。
2）すでにできている点に焦点を当てて、うまくできる力が発揮できていることを互いにフィードバックして自信を持たせる。グループで認め合う。
3）接遇改善につながる課題をグループでいくつか提案し、実現できそうな課題を特定する。
4）ロールプレイで、課題を練習して改善できたときのイメージを描く。ロールプレイで出てきたよい工夫を取り入れる。
5）実行に移す。できた点に焦点を当てて、ポジティブにフィードバックする。

なお、このプロセスは医療従事者が患者の行動変容を促すときにも必要なプロセスとなる。職員の行動変容のためのプログラムは、患者に対する望ましい関わり方の習得にもなる。自分の成長が同時に職業人としての成長につながるのである。

1 医療従事者間のコミュニケーション

医療現場は患者の治療をする医師を頂点として、看護師やコ・メディカルや事務職員など多くの専門職が属する縦系列の組織である。医療現場での使命は、患者を全人的に捉えて、患者が抱える複雑な医療問題の解決を図ることであり、そのために医療従事者は互いに協力し合う必要がある。しかし現行の医事法（医療関連法）では、医療の最終責任や治療方針の最終決定権が医師にあり、医療従事者相互の関係は必ずしも協調・協力関係ではないことも多い。

医療従事者間の人間関係やコミュニケーションに影響を及ぼす問題として、1）役割によるストレス、2）医療従事者間の理解の不足、3）自治権をめぐる争いが挙げられる。

これらの問題は、医療従事者相互の問題にとどまらず、最終的には患者の治療の質や成果に関わってくる。集中治療室の患者の治療結果でよい成績を上げている施設は医師と看護師間のコミュニケーションがよく、医療従事者間で相互に敬意を払う雰囲気がある（Knausら：1986年）との報告がある。医療従事者間の対人関係やコミュニケーションの問題を適切に解消して良好な関係をつくり出すことは、医療従事者だけでなく、患者や医

療機関の社会的な評価のためにも必要なことである。

コミュニケーションに影響を及ぼす問題（1）役割ストレス

　医療従事者の本来の仕事自体が、生命や健康が危機的状況にある患者を対象とするストレスの多い仕事である。常に新しい専門的な知識や技術を習得し、性格や行動パターンが異なり、病気による不安定さを抱えた患者に個別性を重んじた対応をする必要がある。このような専門性の高い仕事をする医療従事者にとって、「役割矛盾」は本来の業務と矛盾する役割をこなすよう求められることによるストレスである。多くの新人スタッフが経験する「リアリティショック」は就職前に抱いていた仕事上の理想や抱負と現場での実務が一致しないことに対するショックである。管理職も中堅スタッフも、本来の業務に加えて管理・研修・教育・雑務をこなすことを求められて疲弊することが多い。患者への24時間の対応や質の高いサービスの提供、翌日に持ち越すことができない緊急を要する業務など、際限がないという仕事の性質上、どの医療従事者も「役割過重」によるストレスを抱えている。

コミュニケーションに影響を及ぼす問題（2）医療従事者間の理解の不足

　医療現場は多職種の専門家が仕事をしているが、互いの仕事内容についての知識や理解が十分ではない。職種による仕事の境界が明確でないことも多く、仕事内容の重複や排除があり、医療ミスや医療従事者のエネルギー損失の原因にもなる。互いの仕事の負担やストレスを十分に理解するといった配慮が不足しているので、職種間の対立や不満につながることが多い。

コミュニケーションに影響を及ぼす問題（3）自治権をめぐる争い

　医療従事者の自治権の程度は、医事法によって認められる業務範囲によって決まっている。また、それぞれの職種の国家資格の有無や業務に伴う診療報酬が医療現場での存在意義を左右する面もある。医療現場はこれまで医師を頂点とする縦系列の組織であり、医師は支配的で、医師以外の医療職は従属的であるとみなされることが多かった。

　医療従事者の自治権の程度の差が人間関係の緊張をもたらすことがある。現実には患者のためによかれと考えていても、自分の意見をストレートに言うことなどできない場面が多い。専門職の集団であるために自信やプライドがあり、互いの遠慮がコミュニケーションの阻害要因となっており、特に医師に対する他職種からの自由な発言を控える習慣や風土ができていた。これによって生じる対立や不満は大きいが、抑え込まれて表面化しないことが多かった。このしわ寄せは患者ないしは医療従事者自身に向かい、結果として患者のために望ましい医療を提供することができない状況や、医療従事者の不満のうっ積や疲弊をもたらす。このことは組織の効率性や生産性の低下にもつながりかねない。

　医療機関にとっては、専門職がそれぞれの知識や技術を出し合い、協同して患者の治療

のために力を合わせる状態が理想である。「全体が部分の総和以上」になるときに、患者にとってより望ましい治療を提供することができる。また、医療従事者自身もやりがいを感じて自信やプライドを持つことができるようになる。真の自信やプライドは、競争からではなく、互いの協同と尊重から生まれるのである。

その具体的な方策として、次のようなことが考えられる。

医療従事者間の連携方策

1) 他職種の業務の見学や実体験の導入は多職種間の相互理解を深め、コミュニケーションの改善につながる。総合病院のある診療科では、研修医は入職後1週間は看護師と一緒に看護業務を行い、医師やコ・メディカルの言動の観察、境界領域の確認、コミュニケーションの取り方や連携上の問題、看護師の不満や満足の背景を実体験する。これを体験した研修医は、看護師への指示の出し方からカルテの書き方、他職種とのコミュニケーションのとり方の留意点などを極めて短時間で学ぶことができるようになり、その後の連携がスムーズにいくという。

2) コミュニケーションのパターンについての自己観察と、心理テストなどによる自己理解、適切な自己表現の訓練などを医療従事者全員が行う。自分のよい点を自他ともに認めて、それを伸ばす。

3) 管理者が医療従事者相互の連携をスムーズにする取り組みとスタッフを育てる視点を持って、組織全体に広げる。

組織風土の改善は、管理者が率先して行い、よいモデルにつくり上げることがもっとも効果的である。

2　医師とコ・メディカルや事務職員とのコミュニケーション

(1) 医師とコ・メディカルとのコミュニケーション

医療機関にとっては、専門職がそれぞれの知識や技術を出し合い、「全体が部分の総和以上」になるときに、医療従事者自身も自信やプライドを持つことができるようになる。管理栄養士・薬剤師・放射線技師などコ・メディカルも縦系列の組織のなかで、医師に対して自由な発言ができる環境を整備することが急務である。

【事例⑫】主治医が気づかなかった異常をレントゲンフィルムにみつけた放射線技師
レントゲンフィルムでの異常を伝えると機嫌が悪くなる主治医がいて、とても言いに

> くいとのことであった。その場合には、ほかの言いやすい医師に伝えて、間接的に主治医に伝わるようにする、主治医のプライドを損ねないように話す、主治医の機嫌のよいときを見計らうなどの工夫をしているとのことであった。

　医師は患者には寛容で忍耐強い対応ができるが、同じ医療従事者同士には他者の意見や提案に冷静に対応できない場合が多い。患者に対して開かれた態度で受容・傾聴し、患者の気持ちや考えをくみ上げて医師の考えを押しつけない、というコミュニケーションスキルはコ・メディカルや事務職員に対しても必要である。リーダーシップをとる管理者や医師の成熟したコミュニケーションには、ほかの医療従事者を育み、組織を自由で相互交流が可能な雰囲気にする力がある。

(2) 医師と事務職員とのコミュニケーション

　最近は医師も経営的な視点を持ち、診療報酬や経営状態について学ぶこと、患者に対して必要以上に心身および経済的負担をかけずに適切な医療を提供することが求められる。DPC（Diagnosis Procedure Combination）の知識など、事務職員との共通言語の習得も必要になってきている。

　また、医師に対する患者の苦情や意見は、直接的・間接的（ご意見箱など）に事務職員に届けられることが多い。普段から医師の考えや仕事の状況を事務職員に理解してもらう機会をつくることが望ましい。苦情に関する医師や医療従事者への事情聴取は、事務職員とのコミュニケーションを取るための絶好のチャンスである。

　「診察医の息が缶コーヒー臭い」という外来患者の苦情があった。苦情受付の事務職員が医師の話を聞いてみると、外来患者を待たせないようにしようという配慮から、缶コーヒーとパンの昼食を診察室で5分間で済ませていることがわかった。食後の歯磨きをしたり、診察室でものを食べないようにする必要はあるが、患者のためを思っての行動である。苦情に対する返事として、お詫びの言葉とともに医師の昼食の現状を伝えた。

　このようないきさつがわかれば、診察医の一所懸命な気持ちは患者にもよく伝わる。事務職員は医療従事者と患者との双方向のコミュニケーションの窓口という重要な役割も果たしているのである。

コミュニケーションを取りやすい医師とは

　ところで、コ・メディカルや事務職員からみて、コミュニケーションを取りやすい医師とはどのようなイメージであろうか。

　放射線技師が異常をみつけたときに、不必要なプライドを捨てて、機嫌を損ねず、技師に「ありがとう」と言える医師である。このような医師なら「また頑張って腕を磨こう」と、技師も仕事に張り合いを持つことができる。また、医師に対する苦情が寄せられたときに

責められたと受け止めずに、事情を客観的に話せる医師である。

　この医師のイメージはエリクソンのライフサイクルの成人期の発達課題が達成された状態でもある。相手を頭ごなしに否定せず、自他を尊重して、相手の意見や考えに対して耳を傾けることができる。それだけではなく、目標に向かって共同作業を行って、相手の力を引き出し伸ばすことができる人である。

　コ・メディカルや事務職員とのチーム医療を行う上で、リーダーとなる医師のイメージは、話しかけやすい、相手を尊重して話に耳を傾けてくれる、最初から否定しない、スタッフの専門性を尊重して意見を聞いてくれる、目標に向かって共に考えるといった人物像である。このイメージはチームを率いるリーダーの2つの機能を統合したものと考えられる。

　1つは配慮（concideration）で、メンバー相互に生じる緊張やストレスを緩和し、人間関係を有効に保つように働きかける行動を取ることである。

　もう1つは体制づくり（initiating structure）で、メンバーの様々の関心や行動を集団目標の達成のために一方向に向けて動員し、効果的に統合するような行動である。

　コ・メディカルや事務職員からみて、話しかけやすく、患者の治療という共通の目標に向けて互いの意見や気持ちを自由に話すことのできる医師のイメージは、望ましいリーダーのイメージとほぼ重なる。

　縦系列の組織のなかで、医師に対して自由に発言してもらえるようになるには、医師や管理職のリーダーとしての成熟したコミュニケーション力が欠かせない。そうした環境を整備することが望ましいのである。

3　看護師間のコミュニケーション（職務に伴う指示系統としてのコミュニケーション）

　看護師の職務は、患者の病気やQOLを考慮した生活状況を24時間にわたって観察し、異常をみつけて対応を的確に判断し、処置やケアを提供することである。看護師全員がチームとして患者に継続的に関わる業務であるからこそ、治療による変化を確認することができる。

　看護業務を円滑に進めるためには、看護師全体が患者の情報や問題点や対処法を共有する必要がある。さらに、刻々と変化する患者の状態、医師の治療内容や指示に関する情報を全員が共有してケアしなければならない。

　患者の情報を受け継いでいくためには、的確な患者の観察と簡潔・明快な看護記録の記載や申し送りが必要になる。また、患者の問題点や治療法などの説明は、共通の理解が得られるよう論理的に話さなければならない。

　次に指示系統のコミュニケーションのポイントを示す。

行動変容を促す医療コミュニケーション **5**

> **看護師全体のコミュニケーションのポイント**
> 1）論理的に筋道を立てて話す
>   最初に大まかな全体像や目的を示し、次に伝える内容を整理して話す。聞き手にとって理解しやすい構成にする。
> 2）情報は5W1H（Why、Who、What、When、Where、How）を意識して伝える
>   曖昧な表現ではなく、数値で表現できるものは数値（しばらく→10分、ときどき→1カ月に1回、少し→小さじに半分など）を用いる。聞き手の質問も同様に行う。
> 3）わかりやすい情報にする
>   図表を用いるなどして工夫する。
> 4）口頭での伝達に加えて簡潔な文書を残す
>   伝聞による情報のズレや選択的知覚や伝達漏れや記憶の変容を予防する。確認の際にも文書があれば、記憶の変容による食い違いを予防することができる。

　情報の伝達がうまくいかない場合、伝え手と受け手の間にコミュニケーションのズレが生じている。日常生活でもよく起こることであるが、医療現場ではこのズレが大きな影響を及ぼす。その具体的な事例として以下のようなことが起きている。

> **【事例⑬】ナースAとナースBで起こったコミュニケーションのズレ**
>   ナースAがナースBに「患者さんの心電図とっといて」と指示した。ナースBは患者の心電図を撮った。その後、「とった心電図をどうしますか？」とナースAに尋ねた。ナースAの「とっといて」は電極を除去するという意味であった。ナースBは「とっといて」を「心電図を撮る」という意味だと思った。

　この事例では、「何をとるか」という目的語が明確でなかったために指示間違いにつながった。
　現場では、5W1Hを明確にしなくても仕事がスムーズに運ぶ体制ができ上がっている場合がある。「あの患者さんにいつものしといてね」「あれね。わかった」という連携である。コミュニケーションがズレない限り、表面的には何の問題も起こらない。しかし、投薬や検査など、あらゆる場面で上の事例のようにコミュニケーションがズレている可能性があるので注意しなければならない。
　情報伝達の際の思い込みや確認漏れなどによるコミュニケーションのズレは、医療事故の原因の1つである。サクシゾンを投与すべきところにサクシンを投与した事故では、医師の指示ミス、薬剤師の確認漏れ、看護師の投薬の際の確認漏れなどが重なっていた。患

者を取り違えての投薬や注射などの医療事故も起きている。調査してみれば1つひとつは単純なミスであるが、それらが重なると大きな事故につながる可能性が常にある。伝え手が5W1Hを意識して論理的に伝え、受け手が5W1Hを意識して聞くというように、どれだけ注意していたとしても、残念ながら思い込みやミスが生じてしまうことがある。

違和感のキャッチが事故防止につながる

　医療事故の調査報告書のなかに、「そういえば、あのとき何か変だなと思った」という言葉が出てくることがある。このときの「何か変だなと思った」という違和感は、医療事故を予防するときのキーにできる可能性があると考えられる。「何か変だ」と感じた時点で確認でき、事故に至らずに済んだことがあるはずである。事故だけではなく、患者の状態の急変や隠された感情など、「いつもと違う」「何か変だ」「ピンとくる」といった違和感をキャッチすることでアクシデントを予防することができる可能性がある。

　論理性と頻度性の点で、普段と異なる事柄に対して、人には「論理的な説明はできないが違和感として知覚する」といった事態が起こる。一般的な言い方をすれば、「虫の知らせ」ともいえる違和感が異常事態の発見につながる場合がある。

　しかし、「虫の知らせ」「何か気になる」「何か変だ」といったことは、たとえ感じたとしても、多忙な業務のなかではすぐに忘れてしまう。できれば「虫の知らせ」を感じたときに、すぐにメモにする習慣をつけるようにするとよい。忘れていてもメモをみることで記憶が回復する。また、「虫の知らせ」が重要な事柄の発見につながる可能性もある。気になる「虫の知らせ」を申し送りの際などに、伝えるといった方法が考えられるだろう。

　医療従事者のなかには、勘が鋭くて危険や医療事故を回避できるという人がいる。違和感は普通に起こるべき事柄に対する十分な知識があってこそ感じ取れるものである。トレーニングには十分な医療や看護の知識が基礎になる。それに加えて、感性を磨く訓練があるのが望ましい。

4　看護師の新人研修や医療従事者のキャリアアップ研修

　医療機関の中核を担う看護師のストレスは大きく、どの年代であっても看護師の離職は大きな問題である。特に新人看護師にとっては初めての社会、初めての職場である。大きなストレスがかかる時期であるが、離職を予防して定着を促すためには、新人研修のあり方を工夫する必要がある。また、中堅の看護師は職場や家庭での役割の変化やそれに伴うストレスを体験する時期でもある。キャリアアップ研修を通して、ストレスに対処し、将

来を見据えて、生き生きと働き続けることができるようにサポートしなければならない。

　どの研修においても、その目標は、それぞれの人生の節目でストレスを抱えている状況であることの自他理解、それに対する支援を提供すること、ストレスに効果的に対処して「将来の目標に向けて、ここで頑張れそうだ」と自信と意欲を持たせることである。

　ここでは、各研修を受ける対象者の理解を深めるために、エリクソンの発達段階における対象の位置づけと、そこでの問題点やそれに対する研修面での工夫について述べる。

　医療機関で働く医療従事者は、エリクソンの発達段階でみると、「青年期」（新人）、「成人前期」（プリセプター、先輩・上司）、「成人期」（中間管理職〜管理職）に当たる。

■（1）新人研修

　この研修の対象は「青年期」に当たる（本書p.15参照）。社会人として新しい環境に適応するため、心身のストレスがかかる時期である。患者との関係や縦型の組織における対人関係でのストレス、膨大な技術や知識の習得、理想と現実のギャップから来るリアリティショックなどが一度に押し寄せて、一時的に自分らしさを保つことが難しくなる。それに伴って、愚痴や不満が蓄積する時期でもある。ストレスにうまく対処できないと、欠勤やミスや心身の不調が出てくる。

　新人看護師の心理的ストレス要因は時間の経過とともに変化し、1カ月時には職場での上司や同僚による支援が、また6カ月時には仕事の適合性や働きがいが心理的ストレスを緩和するという報告（重田尊子：2007年）がある。入職当初には対人サポートを主体にし、困ったときには相談できるような職場内での良好な人間関係をつくること、次いで仕事で自信を持つことができるような対応を心がけ、働きがいを感じ取れるように援助することが上司の仕事である。

　新人研修では、まず愚痴や不満の蓄積の解消を図る。辛かったことや嬉しかったこと、失敗談、挫折やその乗り越え方を自由に話せるように配慮し、話せる仲間や上司の存在に気づかせる。プレイやゲームなどを取り入れて、リラックスした雰囲気づくりを心がける。効果的なストレス対処法の実習などを導入するのが望ましい。入職後、半年ほど経た時点でフォローアップ研修が可能であれば、仕事の持つ意味や働きがいや将来像についての見直しを各個人ができるよう援助することに重点を移す。看護師になって生きがいを感じた体験や嬉しかったことを仲間と共有できるチャンスをつくる。挫折や失敗や辛かったことも含めて、先輩がどのようにストレスを乗り越えて看護師を続けてきたかといった体験談を聞く場を設けるとよい。身近なよいモデルを提供することが、やる気を引き出すのに効果的である。

　また、新人看護師として「職場での自己責任能力や将来像が描けること」という青年期の発達課題を達成するプロセスの体験を各個人にフィードバックする。ストレスを乗り越

えることの意味を知ることでストレス耐性が高まるのである。

(2) キャリアアップ研修

　この研修の対象は、「成人前期」(プリセプター、先輩・上司)、「成人期」(中間管理職～管理職)に当たる(本書p.15参照)。この段階の発達課題は、自他を尊重して、意見や感情を互いに認め合うこと、後輩や部下のよいところをほめて伸ばすことである。また、他者との関わりのなかで、自分の人生におけるテーマを追求することである。

　この時期には、仕事と家庭の両立、部下の成長と自立を促す養育者としての自覚、上司と部下との間での葛藤、責任の増大、仕事の企画・立案・実行の中心的役割の遂行、リーダーシップの発揮など多くの問題があり、それに伴うストレスは大きい。

　研修では、管理者の役割を取る自分と同時に、強さも弱さも持った多様性がある自分を認め、ストレスを抱えていることを自覚して、話すことのできる場を持てるよう支援する。看護師内部だけでなく、医師やその他の医療従事者へのうっ積している感情の表出を図り、関係の見直しを進める。責任とストレスが大きい立場では、リラックスして心の底から笑える時間は少ない。リラクゼーションや短時間のプレイで楽しく心地よいと感じる体験を導入して、自由な感情の表出をはかると、本音も出やすくなり、自他理解が進む。

　部下の管理や教育に関しては、過度の厳格さや甘やかしすぎは相手の成長を妨げることを理解し、相手の発達課題を考慮して、自分の父性と母性のバランスをとって対応することが大切である。心理テストなどを用いて自分の指導パターンを知り、自分に不足していた部分を補完していくことが自分の変容や成長につながる。

column ⑨ エリクソンの発達段階とコミュニケーション

「第1章 総論」で述べたエリクソンの発達段階（本書p.15参照）とコミュニケーションの関係について述べる。総論でも述べたように、エリクソンは、人間を精神─身体、対人関係的、社会─文化的、そして歴史的な多次元の存在として捉え、自我を統合の主体と考えた。そして、個人の発達を周囲の環境との相互作用によって起こるものと捉えた。また、発達という場合、以前は大人になる青年期までの発達が論じられていたが、エリクソンの場合は、老年期までも生活周期のなかに取り入れている。人は高齢になっても発達し、それぞれの段階に至って初めてなすべき課題があると考える。

表2-2はエリクソンによる8期の生活周期を示したものである。各発達段階の重要な対人関係者とその段階において獲得すべき危機を乗り越えるためのバランス、およびその時期に特徴的なコミュニケーションを示している。

課題は個人と個人を取り巻く対象や環境との相互作用で達成されていくが、どれも完璧に達成されることはない。いくつかの成功と失敗を抱えながら、折り合える状況でバランスを保って生きていく。うまく達成されなかった課題は次の段階に持ち越される。続く段階でも、まわりとの相互作用で課題の達成度は変化する可能性がある。例えば、乳児期での信頼関係が十分に達成されない場合には、大人になっても他人を信頼することができない、孤立するといった様々な問題が起こる。しかし、続く段階で課題を修復するチャンスがあれば、信頼関係の回復が望める。

乳児期や幼児期のすごし方や問題は、過ぎ去ったことではなく今現在の問題としてあらわれることを覚えておく必要がある。

患者や医療従事者相互のコミュニケーションがうまくいく場合は、双方が成熟して大人としてのコミュニケーションがとれる。しかし外見が大人であっても心理的には子供の場合がある。誰でも子供のような心になることがあるが、それは一時的である。必要な場合には大人としての対応が可能である。しかし長期間退行している場合、認知症などの病気の場合、子供の時期の課題が十分に達成されていない場合には対応が難しくなる。問題となっている患者と医療従事者の双方、あるいは医療従事者相互の発達課題の達成度とその背景を考慮することで、より適切なコミュニケーションが可能になる。

人が生きていく過程で必要な心理的な成長は本人自身が課題を乗り越えて初めて達成される。苦労やストレスは本人にとっては一時的には辛いものであることが多いが、傷つきながら乗り越えていくことで成長すると考えると必要なものでもある。

表2-2 エリクソンの生活周期

	発達段階	対人関係	危機の両極と得るべき心理・社会的バランス	①適切な心の成長 ②危機的なコミュニケーション
I	乳児期（～1歳）	母性	信頼感⇔不信感	①自己と世界に対する信頼性。他人を信頼する力。②孤立。自己否定。依存。まわりに興味や関心が持てない。引きこもる。まわりが信用できない。環境に対する働きかけができない。すべて否定し、どうせ何を言っても無駄だと思う。すべて依存して自分から動かない。
II	早期幼児期（1～2歳）	母性	自律性⇔恥・疑惑	①自律性。②ルールを守れない。欲求や衝動をコントロールできない。規則破り。自分の枠や価値観や考え方に頑なにこだわる。無恥。
III	幼児期（2～6歳）	母性 父性	積極性⇔罪悪感	①社会性。第三者に配慮する力。②自己中心的。我がまま。競争心や支配欲求が強い。自分のことばかり考えて集団本来の目的を見失う。
IV	学童期（6～12歳）	教師 友人	生産性⇔劣等感	①協調性・耐性。集団のなかで協調し自分の役割をこなす力。生産する喜び。自分なりのレベル意識。②集団のなかで協調できない。人の評価ばかり気にする。こつこつと努力を重ねることができない。
V	青年期（12～20歳）	父 母 教師 友人	自我同一性⇔同一性拡散	①自己責任能力。独立性。責任を持って首尾一貫した行動を取る力。②行動に首尾一貫性がない。自分の言動に責任を持たない。将来像を描けない。
VI	成人前期（20歳代）	配偶者 友人	親密さ⇔孤立	①自他の尊重。相手の意見を受容できる。互いに大切にし、共に支え合う力。②配偶者や友人との間に成熟して自立した関係を持つことができない。
VII	成人期（30歳代）	配偶者 友人 子	生産性⇔沈滞	①信頼関係の形成。愛情や関心を持って相手を育み信頼関係を形成する力。相手の成長を信頼し、良いところを認めて伸ばすことができる。人生のテーマを発展的に追求できる。②子供、友人、患者、部下、同僚、配偶者、仕事のテーマなどを対象の本質に沿って伸ばすことができない。対象を自分の思い通りにしたがる。
VIII	老年期	人類	統合性⇔絶望	①人生で出会ったすべての人を受容する。ミスや挫折の意味を見出し、成長のバネにして肯定的に受容できる。人生で出会ったすべての事柄とその受容について子孫に伝えることができる。自分の人生でやり遂げてきたテーマを語ることができる。②自分の人生を否定し、絶望する。周囲と人生を恨む。

前田重治（1985年）の表を改変

6 医療従事者のメンタルヘルス対策（ストレスマネジメント）

1 医療従事者のメンタルヘルス対策の必要性

(1) 医療従事者のストレスと疾病の関係

　医療現場に関わる専門職スタッフは、対象が病める人間であること、ミスが許されない仕事であること、最新の高度な知識を習得する必要があることなどから、大きなストレスを抱えている。

　上下関係を伴う専門的な多職種との連携や患者との関わりでは、先述したように1）役割矛盾や過重、理想と現実とのギャップ、2）医療従事者間の理解の不足、3）医療従事者間の自治権の問題などに伴うストレスが大きい。

　さらに、現在の医療現場での環境悪化要因としては、1）慢性的な人員不足、2）効率性を求める診療報酬体系、3）インフォームドコンセントなどに伴う作成書類の増加、事務手続きの煩雑化、新しい機器の導入による仕事量の質的・量的増大、4）患者ニーズに対応する労働時間の延長、5）患者からのクレーム・苦情の増加が挙げられる。

　上記のストレスを根本的に解決するには、中長期的に組織全体で取り組む必要があり、ただちに効果が期待できるものではない。

　患者の健康を守るはずの医療機関の職員の健康管理は十分に行われているとはいえない。2007（平成19）年度の厚労省の立ち入り調査（全8,726病院のうち8,268病院に実施）の結果、遵守率の低い項目として「職員の健康管理」（87.1％）が挙げられていることからも、いまだに重視するところまではいっていないのが現状である。

　当面は、現場の管理者や医療従事者自身が自分たちの心身の健康を守るためにストレスマネジメントをすることが必要である。

　職場のストレスの増大は、様々な心身の不調を引き起こし、ストレス関連疾患を発症させる可能性がある。病気の発症に至る前に、ストレスを自覚して病気の予防に努めなければならない。

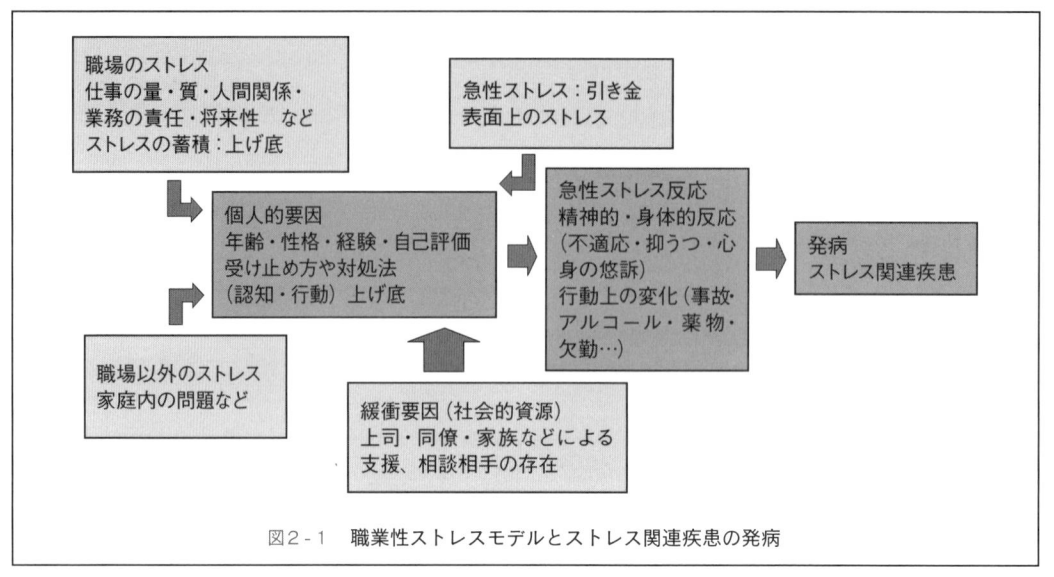

図2-1　職業性ストレスモデルとストレス関連疾患の発病

出典:『産業精神保健ハンドブック』(中山書店、1998年) 職業性ストレスモデルを一部改編

ストレスとストレス関連疾患発症に至るプロセス

　図2-1は、アメリカ産業安全保険研究所(NIOSH)の職業性ストレスモデルを参考にして、ストレス関連疾患の発病について示したものである。職場や家庭での慢性的なストレスの蓄積(上げ底)状態に急性のストレスが加わると、それが引き金となってストレス反応が起こる。ストレス反応は、精神・身体・行動の諸側面にわたり、心身の不調を始めとして、ミスや事故の発生、アルコールやたばこや薬物への依存、欠勤となって表れる。この状態が持続すると、ストレス関連疾患が発症する。その結果、休職や離職につながる可能性がある。

　これら一連の過程に大きな影響を及ぼすものが、個人的要因(ストレスの受け止め方・対処の仕方・ストレス耐性など)と社会的支援である。

　ストレスに対する個人の関わり方や社会的支援を自分でマネジメントできれば、心身の不調や行動面での問題を予防できる可能性がある。

　医療従事者は患者や家族にケアを提供するのが仕事である。しかし、提供者が疲弊している状態では、患者のケアが十分にできるとはいえない。うつ状態や燃え尽き状態を予防し、医療従事者として心身ともにより健康になり、安心・安定して職務を遂行するためには、医療従事者自身の心身両面でのケアをいかにして充実させていくかが問われる。

　医療従事者の心身両面での健康管理に取り組むことは経営者や管理者の課題である。

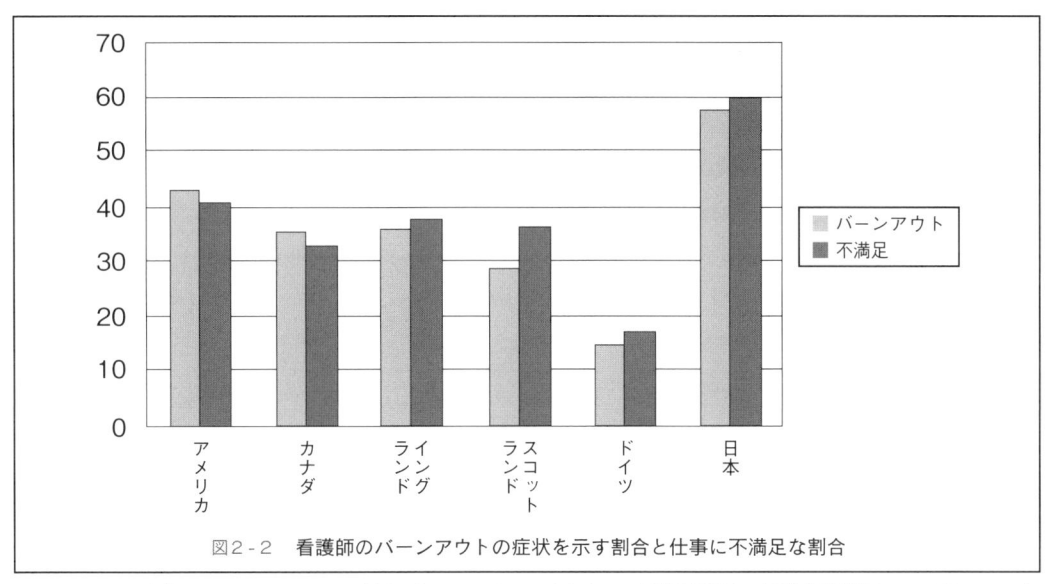

図2-2　看護師のバーンアウトの症状を示す割合と仕事に不満足な割合

出典：Nursing Work Indexを用いた ヘルスケアアウトカムの日米比較研究　医学会新聞第274、9号、2007年

（2）医療現場における自殺率の高さの原因

　以前から、医療現場での過重労働や"燃え尽き"は注目されていた。また、近年では医療従事者の自殺の増加も問題になっている。2000（平成12）年に自殺者は3万人を超えて大きな社会問題になっており、過重労働やメンタルヘルス不全などによるうつや自殺の予防対策が進められている。診療報酬改定でも「心の問題への対応」がポイントの1つに挙げられている。ストレスの多い医療従事者も心身の健康状態の悪化が認められる。医師や看護師の突然死や過労死の報道も目にする。

　2006（平成18）年には、医療従事者の5％がうつや不安障害の傾向を有するとの報告がなされている（財団法人社会経済生産性本部メンタル・ヘルス研究所調査）。これに身体症状としてあらわれるストレス関連疾患を加えるとさらに有病率はあがると考えられる。

　警察庁発表の「自殺の概要資料」では医師を含めた医療・保健従事者の自殺率は一般の人よりも高くなっている。自殺の原因として勤務上のストレス（長時間労働、過重な責任、職場や家庭での人間関係）から「うつ」になることが挙げられている。2005（平成17）年と2006（平成18）年にはそれぞれ90人の医師が自殺しており、全体の自殺率の1.3倍である。

　また、看護師の燃え尽きについては、諸外国に比べてとりわけ高いという報告がある。

　図2-2は看護師5,956名を対象に、バーンアウトの状況と労働環境についての質問紙を用いた調査である。看護師の仕事に対する不満足の理由は、患者と話す時間や質の高いケアを提供するだけの時間的なゆとりや十分なスタッフがいないこと、仕事がうまくいっても賞賛や承認が得られないことなどであった。しかし、現在の仕事に不満足（59.6％）ではあるが、看護師であることには満足（71.3％）しているという結果が出ている。この

結果から、患者との良好なコミュニケーションを取ること、まわりからの承認されることが看護師の不満を解消する方法であることが浮き彫りとなる。

コミュニケーションのあり方はストレスと関連する大きな要因である。田尾雅夫らは看護師のストレスについて調査し、医師に対して自分の意見を主張できるかといった医師との関係における裁量権や自律性が問題であると指摘している。小島通代も主に医師との関係でジレンマを感じる事例を挙げて、交渉というコミュニケーションの取り方がジレンマへの対応策となることを検討している。ここで問題になっているのは、医師と看護師の間の支配的・権威的なコミュニケーションの弊害である。コミュニケーションのあり方が看護師の不満要因の1つになっている。

看護師が陥りやすい燃え尽き症候群

燃え尽き症候群とは、「自分が最善と確信してきた方法で打ち込んできた仕事、生き方、対人関係などが、まったくの期待外れに終わることによって、もたらされる疲弊あるいは欲求不満の状態」とされる。その症状は、1）情緒的消耗感（疲れ果てて何もしたくないという心理的な疲労感を中心とする）、2）消極的な見方（無関心、拒否、敵意などの脱人格化や知性化によって対人サービスの相手から距離を置く）、3）固執的態度（無責任、無関心、傍観的な態度となり、柔軟さや肯定的な変化を避ける）、4）個人的達成感の後退（自分への不信や疑惑が生じ、学習された無力感に至る）、5）行動異常（情緒の過敏さ、行動の不安定さ、欠勤や転職への動きが生じる）にまとめられる。関連する個人要因としては、多くの研究によると、共感的、繊細、献身的、理想的な"人間志向"、不安定性、内向的、強迫的、熱狂的という2面性を持つ性格傾向が指摘されている。

燃え尽きる人は生真面目で几帳面、完全癖で責任感が強い人が多い。TPOに合わせた柔軟性に富む対応ができるようになれば、病院の職員としては有能な人材である。燃え尽きの兆候を発見したら、迅速に休養を促し、常に100％で頑張りすぎて燃え尽きるのではなく、余力を残しつつ60〜70％の力で仕事を進められるようアドバイスをして見守ることが優先される。

2　管理者の役割としての職員のストレスマネジメント

(1) 病院経営における経営者の役割

病院の経営に当たっては、医療従事者は基礎となる大切な存在である。経営者と病院のすべての医療従事者は、お互いに生かされているという相互共存関係にある。医療従事者が疲弊するということは、病院という組織が病んでいることを意味する。医療従事者の疲弊を予防するためのストレスマネジメントは経営者にとって必要であり、急務である。

2000（平成12）年に「事業場における労働者の心の健康づくりのための指針」（厚生労働

省)で、事業者の4つの役割が明確化されている。

「4つのケア」

1) セルフケア
　労働者自身のストレスへの気づき
2) 現場管理者によるケア
　現場の管理監督者による職場環境などの改善および心の健康への日常的配慮、相談
3) 事業内産業保健スタッフによるケア
　専門スタッフや人事労務管理部門によるセルフケアなどの支援と日常的な健康管理活動など
4) 地域産業保健センターなどによるケア
　事業者が依頼して、外部機関や専門家が行う支援活動

　医療現場でも医療従事者の自殺についての労働災害認定などの訴訟が起こっており、労働環境改善および管理は、事業者の「安全配慮義務」として要求されている。また、時間外労働の管理だけではなく、予防から職場復帰まで総合的・組織的に対応すべきであると考えられるようになっている。事業所の4つの役割は、医療従事者の健康を守るために経営者や管理職が行うべき職務である。
　以下に、「医療従事者の健康を守る管理者の役割のポイント」、「上司の心がけ」、「上司として部下と話す際のポイント」、「部下を追い詰めやすい上司」についてポイントを示す。

医療従事者の健康を守る管理者の役割のポイント

1) 職員のストレスの蓄積状態のサインに気づく
2) 声をかける
3) チームで対応する
4) 家庭や治療機関等のネットワークにつなぐ

心の健康を守るための上司の心がけ

1) 職員の仕事と生活のバランスを考える
2) 職場の良好な人間関係づくり(良好なコミュニケーション)
3) 部下の言動の観察と変化のキャッチ(早期発見)
4) 3A(Accident、Absence、Alcohol)のチェック

5）部下の日常の状態の把握と理解（過度なストレッサーの軽減、部下の認知・行動パターンの理解）
6）相談しやすい雰囲気づくり（職場風土）

上司として部下と話す際のポイント
1）受容・傾聴・共感
2）時間と場所の確保（部下が安心して話せる状況）
3）悩みや不調を受け止め、真摯に落ち着いて話を聞く
4）安易な叱責、激励は避ける
5）コミュニケーションスキルの活用

部下を追い詰めやすい上司
1）メンタルヘルスの不調について無理解な精神主義の上司
「うつやストレス関連疾患になるのは心が弱いせい、甘えている、たるんでいる」「気の持ちよう次第！」と言う。
2）部下を育てる気持ちが乏しい上司
　困っている部下をサポートしない。細かいミスばかり指摘してほめない。嫌味を言う。
3）部下の相談を抱え込む上司
　相談しても適切な指示がなく、問題を抱え込む。見て見ぬふりをする。
4）自分が1番タイプの上司
　自分自身への注目や賞賛を仕事のモチベーションにしている。部下や他人の意見を軽視しがち。すぐ怒る。すぐキレる。
5）頑固なスーパーマンタイプ
　仕事人間。部下のミスや甘えを許容できない。

(2) 職場復帰した職員への対応

　病欠や休職から職員が復帰したときに失敗するケースが多い。職場でのストレスが背景にあったり、本人のストレス耐性が問題であった場合には、一時的に症状が治まっただけで、発症の要因が解消できていないからである。復帰可能という医師の診断は、「とりあえず表面に出ていた症状が治まった」ということを意味していることが多く、本人の認知

行動パターンが変化してストレス対処がうまくなったということではない。
「完全に治ってから出てくるように！」「出てきたからには仕事を完全にするように要求するのが当然」という考え方ではなく、本人のペースに合わせて、より適応的な状態を目指すように支援しなければならない。

その対応策としては、リハビリ出勤（勤務時間・仕事量・仕事内容などの配慮）が望ましい。

復帰場所は原則として元の職場になるが、仕事への適性や職場内人間関係の問題が絡んだ不調の場合には配置転換も考慮する。

うつ病やストレス関連疾患は、完治するというのではなく、病気とうまく付き合っていくものであると考える（セルフコントロール）。

復職後2〜3カ月は目立たないようにこまめに目を配り、週に1度くらいは面談して、心身の疲労・業務・人間関係・治療状況などについての話を聞く。相談には積極的に対応するのがよい。

多忙な医療現場では、職員の欠員状態は職場全体の仕事量の増加による個人的な負担が増える。上司としては、ほかの職員の不公平感や不満にも気をつけて、まわりの労をねぎらうようにしなければならない。

3　ストレスマネジメントの実際

適度なストレスは、意欲を引き出して生産性も上がるので人生のスパイスともいわれる。人はストレスがある程度かかっても持ちこたえる力（耐性）がある。耐性には個人差があるが、長期に及ぶ心身のストレス状態が持続する（ストレスの蓄積：上げ底）と耐性の閾値を超えて症状や問題が顕在化する。上げ底状態に上乗せする形で加わったストレスは、小さなものでも問題を引き起こす。反対に上げ底が低ければ、大きなストレスがかかっても問題や症状は顕在化しない（図2-3）。

ストレスの蓄積を予防するストレス対処法には次のようなものがある。

ストレス対処法

1）問題中心型対処法
　直面している問題に対して自分の努力で対策を立てて解決する。
2）情動中心型対処法
　情動（怒りや不満や不安や悲しみなど）を表出する。
3）認知的再評価型対処法
　認知の仕方を再検討して、受け止め方を変える。よい面をみつける。

第2章 各論——医療コミュニケーションの実践

> **4）社会的支援型対処法**
> 職場や家庭でサポーターをみつける。相談する。
> **5）気晴らし型対処法**
> 運動や趣味などでストレスを発散する。
> **6）リラクゼーション法**

　上記の対処法を用いて、自分でできるストレスマネジメントを行う場合のポイントには次の2点がある。
1．上げ底になっているストレス状態の解消（うっ積したものの処理）
2．ストレスになる問題の明確化と解決（うっ積させない工夫）
　簡単にそれぞれの方法を紹介しておく。
1．うっ積したものの処理に有効なリラクゼーション技法
　うっ積した心身のストレス反応を処理して、緊張状態からの開放を図る。リラックスした状態を維持できるようになると、大きなストレスにもゆとりを持って対処することが可能になる。呼吸法、漸進的筋弛緩法、自律訓練法など。
2．うっ積させない工夫としての対人関係における適切な相互表現
　自分も他人も大切にしながら、TPOに合わせて自分の考えや欲求を表現する「適切な相互表現」は、互いに納得できる具体的で実現可能な状況を双方で協力してつくり出し、ストレス状況そのものをコントロールして軽減する。上下関係や支配関係にある場合には、適切な自己主張ができないことが多い。このような状況で、自分の気持ちや考えを相手と

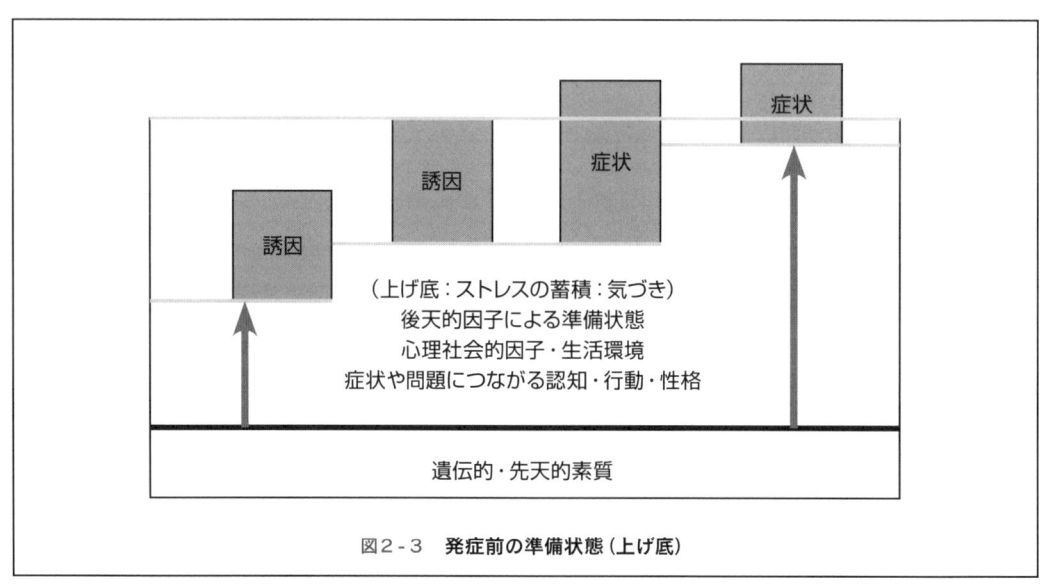

図2-3　発症前の準備状態（上げ底）

出典：吾郷晋浩（1985年）の考え方を基に作図

の関係を壊さずに適切に表現、主張できることが大切である。通常は現場での実践の前に、ロールプレイを用いて相互表現の練習を行う。

自己表現・自己主張にも以下の３パターンが考えられる。

自己表現・自己主張の３パターン

１）非主張的な自己表現
　相手の気持ちや考え（自己表現や主張）を一方的に受け入れ、自分の気持ちや考えを表現・主張しない。自分を大切にしない。

２）攻撃的な自己表現
　自分の気持ちや考えを一方的に表現・主張し、相手の気持ちや考えは聞かず、受け入れない。自分は大切にするが、相手は大切にしない。

３）適切な自己主張
　自分の気持ちや考えを表現・主張するが、相手の気持ちや考えも聞く。双方の気持ちや考えを表現・主張し、双方にとって受け入れられる状況をつくり出す（相手も自分も大切にする自己主張）。

　医療の専門職スタッフのストレスは大きいが、患者だけでなく自分のためにもストレスマネジメントを行っていくことが望まれる。うまくマネジメントできるようになれば、自分の生き方が柔軟性に富み、職場や家庭での無理や無駄が少なくなり、心身のエネルギーの有効な使い方ができるようになる。患者も病気という大きなストレスを抱えていることを考えると、自分のストレスマネジメントは患者の理解や患者との対応にも役に立つ。

7 患者中心の医療

1 コミュニケーションスキルの実践場面

■ 患者の本音から医療現場の問題点を探る

　コミュニケーションの重要性が認識され、患者中心の医療の実現が進んでいる。しかし、コミュニケーションスキルを知識として知っていても、実際に現場で効果的に使えるとは限らない。

　医療コミュニケーションの習得を職員に促すときには、それを現場で実践できるようにしなければならない。行動変容に至らないときには何かしらの原因がある。それを調べて解決すれば、知識が現場で生きてくる。

　ところで、医療従事者のコミュニケーションが現場でうまく機能しているかについて、もっともよくわかっているのは患者である。ご意見箱のなかの意見には医療従事者に言えなかった患者の本音が表現されている。しかし、医療従事者に言えないまま、患者の胸の中にとどめている本音はもっと多いはずである。

　そこで、以下の事例を紹介して、現場でのコミュニケーションの実情について説明する。

【事例⑭】セカンドオピニオンを受けたときの、失望や怒りが後になって表出された事例（プライバシー保護のため内容を適宜改編）

　Aさんは50代のがんの女性で、先端医療を受けるためにB病院に入院中であった。自費で治療を続けるか、退院して自宅で過ごすかで悩んでいたときに、臨床心理士がAさんから聞いた話である。

　2年前に胃がんになり、胃の全摘手術を受けたあと、しばらくは順調に経過していたが、肝臓への転移がみつかった。自宅の近くの病院、故郷の病院などいくつかの病院を受診し、手の施しようがないと言われた。

　Aさんはひどく落胆したが、何とか気を取り直して、専門病院でセカンドオピニオンを受けることにし、家族とともに遠方の病院を受診した。17時の予約であったが、一向に呼び出しがない。30分ほどして受付に尋ねると、「本日は混んでいて、受診に

> はしばらく時間がかかる」とのことであった。専門病院はこのようなものかと思い、さらに20分ほど待っていたそうである。再度受付に尋ねてみたが「まだ順番が来ていない」とのことであった。そのときにブザーの貸し出しを受けて、「どこにいてもこれで呼び出せます」と言われたそうである。ブザーでやっと呼び出されたAさんと家族は疲れ切っていた。
>
> Aさんの記憶によると、研修医の問診を受けた後の担当医師の対応は以下のようであった。
>
> 診察室に入ってフィルムなどみながら、10分くらいでいくつか質問を受けた。そのあと、医師が「お預かりしたフィルムなどをみましたが、これ以上できることは何もありませんね」と話した。患者とその家族はがっくりして首をうなだれたままであった。
>
> 娘さんは座る椅子がなかったので、父母の背後でずっと立っていた。うなだれる両親を前に医師の顔をじっとみていたそうである。
>
> しばらく沈黙が続いたあとで、その医師が「それじゃ、もういいですか？」と言い出し、Aさんと家族は無言で何も言えずに席を立って診察室を出た。
>
> Aさんはこのときのことを怒りの感情を込めて語った。
>
> 「あのあと、がっくりきたけれど、せっかく遠くまで受診に来たのだからと、気を取り直して家族で買い物をしておいしいものを食べて帰りました。やけ買いとやけ食いです！」
>
> 「私のためのセカンドオピニオンの時間はまだ残っていたはずだったけれど、出て行くしかなかった。先生は疲れていたかもしれないし、何か約束があって焦っていたのかもしれない。でも、私の時間はまだ残っていたし、もう少しものの言い方があるだろう！」
>
> 「あの病院はこうだったといって、主婦の口コミの怖さを思い知らせてやる!!」

　セカンドオピニオンを受けていたその場で、辛さや怒りの気持ちの一部分がAさんの頭や心をよぎったと考えられる。あるいは、感情を失ったように（失感情状態）心は空白で何も感じることができなかったのかもしれない。流れ作業のように診察場面でのやり取りがあり、席を立ち退室する過程で、よぎった気持ちは長い間表現されなかった。

　これは、患者の主観的な記憶である。失望と怒りが患者の記憶のなかから、医師を始めとする医療従事者の誠実な対応の記憶を欠落させたのかもしれない。医療従事者側から話を聞けば、また異なる事実が出てくる可能性がある。患者のみの記憶や1つの事例から全体を推し測ることは過度の一般化であり、客観性に欠けるであろう。しかし、医療現場で重要になるのは、患者の主観的な現実であることが多い。いくつかの条件が重なったとは

いえ、1人の患者に生じたことはどの患者にも生じる可能性がある。

　もし患者がこの話を受診先を探している人にしたとすれば、悪いイメージが伝わる可能性が大きい。受診先を決定するのに、知人の紹介を参考にするという意見がほぼ40％（複数回答）という報告がある。セカンドオピニオンを受けに行くような病院であるからこそ、口コミで悪い評判が広まらないよう改善していくことが大切である。

　この患者に対しては、今の医療の水準からは治療に関しては打つ手がないという限界がある。しかし、接遇や治療関係におけるコミュニケーションには多くの改善点がみつかる。少なくとも患者が怒りや悔しさを感ずることなく、医療従事者から誠実にみてもらえたという満足感を得ることは可能だったのではないだろうか。

　ご意見箱にも患者相談窓口にも表出されなかった患者の気持ちのなかに、病院を改善するためのアイディアがたくさん詰まっているのである。

医療機関のコミュニケーション改善のための研修

　医療機関のコミュニケーションのあり方を改善するために、現実にどのようなことが起こっているかを知る上で、患者の生の言葉は重要である。研修会などで課題として取り上げて、どのような対応が考えられるかをグループで話し合う時間が持てることが望ましい。様々な視点から、患者の本音に対応する方法を考えることは医療機関のコミュニケーションの改善につながるだろう。研修では体験を通して学べるロールプレイを利用するとよい。

　例えば、先ほど述べた事例を課題として、医療における患者中心のコミュニケーションの観点から改善できる点と、具体的な対策を考える。

　医療場面において、患者中心の対応やコミュニケーションスキルが使える場面がたくさん出てくる。自分がこの病院の経営者やスタッフであると仮定して、実行に移せる改善点を挙げて、具体的にどこをどう変えるかを考える。改善点を盛り込んだ対処法やコミュニケーションの取り方を「台詞」の形で書いてシナリオをつくる。

　この事例から、医療従事者は患者との信頼関係を築いて満足度を上げるための多くのコミュニケーションの改善点を学ぶことができる。その具体的なポイントをいくつか挙げておく。このほかにもたくさんの改善点がそれぞれの立場から出てくると考えられる。

1）予約時間の設定がズレたときの対応、診察時間や予約時間の遅延に対する情報の提供
2）患者が待つ外的環境の整備
3）待ち時間の使い方
4）受付の対応、接遇の徹底、患者への配慮
5）診察を受けるときの空間、患者や家族への配慮
6）担当医師の対応、患者心理の理解や配慮
7）担当医師の勤務・残業、疲弊

8）どこかで誰かが患者の気持ちをくみ上げることの大切さ（ナースのフォローアップなど）
9）口コミ、風評など

　上記の問題点のいくつかをうまく解消することができれば、患者の怒りを軽減できたかもしれない。

> **column ⑩** 障がいのある子どもや重病の子どもとのコミュニケーション

　障がいのある子どもや重病の子どもとのコミュニケーションについて、一般的には他の子どもたちとのコミュニケーションと同様に行うべきである。この、「一般的には」という前置きには、倫理的な規範性と、発達とを前提とするということが含まれる。つまり、正しいことを正しいとすることを前提とし、どのような状態においても人格は発達し続けることを前提とするということである。

　後者に関しては、例えば、重病で明日をも知れない状態の子どもに対して、「勉強などしなくてよいから、テレビゲームをしていなさい」とするのか、やはり「いつでも学校に戻れるように勉強していなさい」とするのかというと、原則的には後者を選ぶべきだということである。もちろん、このことは形骸的に行うのではない。普通の子どもたちも、面白いテレビ番組があれば、それを目標にして勉強の効率を上げるように、勉強を生活の軸としながらも適宜、エネルギーの充実を図るために娯楽を挿入することは当然である。先に、退行と再統合に関して述べたように、このような娯楽という退行を挿入するほうが、発達の効率も高くなるからである。そして、重病に限らず病気の場合にはエネルギーは、質量ともに不足がちである。それだけにより充実した学習計画が求められることはいうまでもない。

　また、このことは個性の点からも言える。以下の倫理的価値の点からも個性は重要であるが、個性とは普遍性すなわち可能的な共通性を、それぞれの特殊性に応じて構成することであり、単に他と違うということではない、なぜなら、このような普遍性が無くなれば、他者との共感やコミュニケーションができなくなるからである。このような普遍性はなんとしても身につけるのが人格発達の基本である。本来、教育とはこのような普遍性を、それぞれに応じて学習するところにあるはずである。

　さて、困難なのは、前者の倫理的問題である。倫理には、形式的な側面としての規範性と、本質的な意味としての価値の問題が含まれる。

　前者については、一般的な子どもにも、上記の個性に応じた対応と、普遍的な社会規範の教育とが課題であるように、その子どもに応じて、普遍的な規範を教育していかなければならない。この場合、教育する側の規範性が問われるので、教育者の価値観の構築が課題になるという困難さに直面する。

「どうして自分だけこんなになったの？」に問いかけに対してどのように向き合うか

　ところで、さらに困難なのが、本質的な意味としての価値の問題である。

　障がいのある子どもや重病の子どもから、「どうして自分だけこんなになったの？」と

コミュニケーションスキルの実践場面 ❼

聞かれてとまどった医療従事者は多いのではないだろうか。このテキストではすでにその回答を準備しているが、ここでは改めてそのことを述べる。

　原則的には、自分だけ、すなわち、マイノリティは、人類の危機管理上重要な価値があるということである。宇宙旅行や医療行為を例に挙げれば理解できるように、われわれは最高の科学をもってしてもなお未知の問題が頻出してくることを知っている。それらの未知の問題に対応することが究極の危機管理であり、一般的に想定される危機に対してマニュアルを作り訓練するのは、人類の既知の知恵の範囲内のことなので、それは究極の危機管理ではない。危機管理はこの未知の危機管理と、既知の危機管理との双方を両輪としてはじめて真の危機管理だと言える。この場合、未知の危機に対応する知恵を手に入れるのは人類にとって困難である。そもそも何が危機なのかさえわからないのである。何か新しい危機が生じたとき、それまで誰も気づかなかったことを知っている人の知恵こそが人類を救うのである。このように考えれば、多様性や自由は知識や知恵の範囲内では重要である。すなわち、実行したら人類の害になることを実行しないという知恵も並行的に持たねばならない。以上の理由で一般的に、マイノリティに対する差別は人類の敵なのである。

　倫理学の一端のこのような生存原理に基づけば、「どうして自分だけこんなになったの？」に対する答えが見えてくる。この質問は表面的ななぜに対するものだけを意味しているのではない。自分の価値を問うという、もっとも根源的な問いでもある。したがって、その答えは、自分だけ、だからこそ、人類の生存にとって計り知れない価値がある、ということであり、それは、自分だけしかできないことなのだということである。それは、世界存在全体が、あるいは神が、選びとってくれたことである。

　世界存在のなかで、個人はいかにもひとりぼっちであるかのように感じるが、実際には、世界全体宇宙全体という無限で唯一の存在のたった1つの大きな生命を一時担っているにすぎない。このことは、生きているもの、無機物を含め、すべてに共通していることである。個体の死を迎えても、その個体は無限で唯一の存在のたった1つの大きな生命の中で生き続けて、またある日、別の個体となって生まれ変わる。個体としてある時間が長かったり、短かったりするのは、無限で唯一の存在のたった1つの大きな生命の中ではそれほどの差ではない。だからこそ、むしろ、どれほどの価値を生きるかが重要なのである。「どうして自分だけ」と問わねばならない人は、すべてそのような意味では、他の人にはできない、深い価値を表現し実現する条件を備えている。そのことによって、人類の究極の危機管理に貢献しているのである。このような事実を、医療従事者は再認識し、それを子どもの状況に合わせて伝達することが求められる。

2 患者中心の医療（1）心身医学的な見方

　医療技術の目覚ましい発展に伴い、病院は専門化している。患者としてどの病院の、どの診療科を受診すればよいのか迷うところでもある。しかし人は病人である前に生活を営む全人的な存在である。医療者としては目の前の患者を病を抱えた人として、bio-psycho-social modelでとらえ、家族背景や経済状態など生活に密着した心理社会的な側面を踏まえたQOLを考慮して医療を提供していくことが求められる。

【事例⑮】症状に焦点を当てたコミュニケーション（禁煙指導の場面）

医師「薬の効果はどうですか？」
患者「はあ、なんとか我慢していますが、イライラします。飴でごまかしたりしていますが、どうも……」
医師「皆さん、2〜3週間目がきついといわれますよ。私も昔煙草を吸っていましたが、禁煙しました」
患者「そうですか。薬もないのにどんなにして禁煙されたのですか？」
医師「とにかく我慢しました！きつかったですけど、我慢ですよ。頑張ってください！」
患者「わかりました。先生、意志の力ですね！頑張ります！」

【事例⑯】心理社会的な背景を考慮に入れたコミュニケーション（禁煙指導の場面）

医師「薬の効果はどうですか？」
患者「はあ、なんとか我慢していますが、イライラします。飴でごまかしたりしていますが、どうも……」
医師「皆さん、2〜3週間目がきついといわれますよ。Aさんの場合はイライラがでてくるのですね。煙草を吸うと今まではイライラが解消できていたかもしれませんね」
患者「そうですね。確かに仕事のストレスがたまっているときに煙草を一服するとイライラが減って落ち着いていたような気がします」
医師「そうですか。禁煙を始めて2〜3週間ですが、職場や家庭でストレスやイライラのために、今までと違ってうまくいかなくなって困ることはありませんか？」
患者「困るというほどでもないのですが、部下が思い通りに動かないときや、家内の愚痴を聞いている時に、むしゃくしゃして思わず『いい加減にしないか！』と言いたくなります」
医師「今までは『いい加減にしないか！』とおっしゃっていたのですか？」
患者「いや……、腹立たしい気持ちがあるけど、言いませんね。言い方もあるのでしょ

うが、言いたいことを言うといつもケンカ腰になってしまうので、かえってストレスがたまるんですよ。タバコでも吸って気持ちを落ち着けるか……ということもあったかもしれません」
医師「どこにもストレスはありますからね。職場や家庭でのストレス発散の意味が煙草にはあったかもしれませんね。そうするとしゃにむに我慢するだけでなく、煙草に変わるストレス発散の対処法を考えてみることが必要かもしれませんね。タバコが習慣になっている部分は我慢が肝心ですが、イライラ解消の手段になっている部分は、自分で何とかできるかもしれません。」
患者「対処法ですか……」
医師「煙草を吸いたくなるときの状況や気持ちを時々覚えておいてください。待ち時間にメモにしていただくと効率がいいですね。もしかしたら煙草の事を考えないときと、タバコがほしいときとでは何か違いがあるかもしれません。ストレスが大きいときにもし煙草でイライラを解消している可能性があれば、煙草以外のストレス発散を考えてみるのも１つの方法です。あるいはストレスそのものを減らす工夫をするのもよいかもしれません。『言いたいことを言う時は、いつもケンカ腰』というのも、よくあることです。『売り言葉に買い言葉』といいますからね。『喧嘩にならない話し方』という『うまい言い方』を書いたパンフレットが待合室にあります。私も読みましたが、なるほどと思うことがたくさんありました。ここで禁煙された患者さん方がうまい話し方のアイディアを出してくださったものをまとめたパンフレットです。言いたいことを我慢してイライラするのをタバコで解消していた方がたくさんおられました。煙草に関係する自分の気持ちや行動を観察してみられませんか？　それができるとひたすら我慢するだけではなく、ストレスの解消の仕方もついでにわかるかもしれません。お薬の助けを借りながら、自分で自分を治療するということになりますよ。主治医はＡさんご自身……かもしれませんね。禁煙に関してはＡさんが治療の主人公で、私はお手伝いです」
患者「そうですか。じゃ、一度観察してみます」
医師「何かわかったら、Ａさんなりのアイディアをあのパンフレットに付け加えさせていただきたいと思います。執筆者一覧にＡさんのお名前も入れたいですね。ご協力お願いします」
患者「はあ、できるかどうかわかりませんが……」
医師「できるだけでかまいません。ゆっくりとしたペースでいきましょう」

　心理社会的な背景を考慮すると、症状が起こる背景も含めて症状を捉えることになる。患者が主体になって自己観察し、セルフコントロールするのを医療従事者が援助するコ

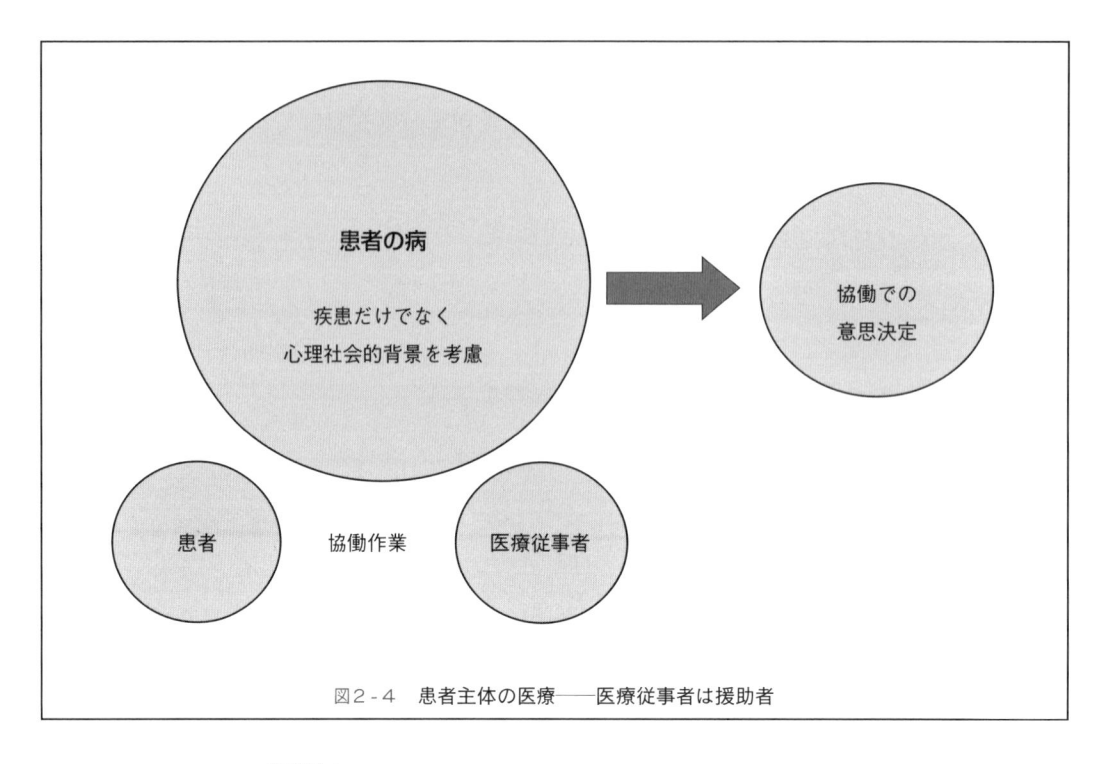

第2章　各論──医療コミュニケーションの実践

図2-4　患者主体の医療──医療従事者は援助者

ミュニケーションが展開する。

　数分間の多忙な現場でこのような時間はなかなか取れない。しかし最初に丁寧に時間をかけておくとその後は時間を短縮できる。医師以外のスタッフが指導してもよい。具体的な会話を盛り込んだ指導場面をパンフレットにして待ち時間の間に患者に読んでもらえば時間を有効に利用できる（患者教育）。患者が禁煙に成功した場合には、簡単な体験談を患者に書いてもらうのも一法である。苦労して禁煙を成功させた患者の体験談は、次の患者にとって現実的な１つのモデルになる。

　これは禁煙指導の場面であるが、アルコール中毒のための禁酒場面、血糖値のコントロールのための栄養指導でも同じような対応が求められる。

　また生活習慣が大きな意味を持つ生活習慣病や慢性疾患の患者に対する治療にも心理社会的背景を考慮した同様の対応が必要である。

　気管支喘息や胃潰瘍や高血圧等の身体疾患であっても、病歴聴取時に心理社会的な背景を丁寧に聞くことで心身相関が浮き彫りになれば、上記の対応が可能になる。

　患者主体の医療は、患者と医療従事者が病を抱えた生活者としての患者全体を協働して診ていく。疾病の治療に関しては医療従事者が医学的知識や技術を駆使して主導権を握る場面が多い。しかし病を抱えて生活していく主体は患者自身である。手術後の経過やリハビリの進展、慢性疾患や病気の準備状態となる行動や習慣のコントロールも患者自身の主体的な関わり方に影響を受ける。

　「患者が自分の病気にどのように取り組んでいくか」「病気からの回復を考えるときにど

のような状態を目指していくか」を医療従事者と協働して考えることが必要となる。
　患者主体の医療を考えるときには従来の疾病モデルだけではなく多様なモデルが必要になる。

健康概念の多様化（馬場園2009を一部改変）

1）疾病モデル
　　疾患や障害がない状態
2）心身医学的モデル
　　身体的な健康だけでなく、心理・社会・倫理的に健やかな状態
3）役割遂行モデル
　　家庭・学校・職場・地域における役割を遂行できる状態
4）適応モデル
　　不断に変化する環境条件に生物学的・心理的・社会的に適応している状態
5）幸福モデル
　　健やかな生き方や自己実現ができている状態

　医療の進歩により平均寿命が延び、疾患や障害を抱えながら生活していくことが可能になった社会では、健康や生活の質に対する考え方は多様にならざるを得ない。
　疾病モデルは従来の医学が求めていた状態で、疾患や障害を取り除いた状態を健康とみなす。心身医学的モデルは、患者を身体・心理・社会・倫理的な存在として捉え、身体的な健康だけでなく、心理・社会・倫理的に健やかな状態を健康な状態とみなし、患者のQOLを重視している。下の3つのモデルは、心身医学的モデルで具体的に考えるべきQOLの諸側面である。人が疾患を抱えていても、役割を持ち、周囲とうまく折り合いながら、自分を肯定し自己実現に向かう安定した状態を求めることがQOLを高め、心身共により健康に生きていくことだと考える。患者中心の医療はこのようなモデルの上に成立する。

（1）「5段階の欲求」の考え方に基づく患者中心の医療

　この背景にはマズローが提唱した「5段階の欲求」の考え方が認められる。
　マズローは人間の基本的欲求を生きていくための基本的な生理的欲求から、よりよく生きるための高次の自己実現の欲求までの5段階に分類した。

第2章 各論──医療コミュニケーションの実践

マズローの5段階の欲求

1）**生理的欲求**：生命を維持するために必要な呼吸、睡眠。食欲、性欲などの欲求
2）**安全の欲求**：自分や家族、健康や仕事などを危険から守りたいという欲求
3）**所属の欲求**：家族や仲間など他者との愛情に満ちた関係を求める欲求
4）**自尊の欲求**：自信を持ち、また他者から認められたいという欲求
5）**自己実現の欲求**：自分にしかできない固有の生き方や、自分の可能性を最大限に実現したい欲求

　欲求には優先度があり、まず低次の生理的欲求が満たされるとより高次の欲求を満たす段階に移行するとした。

　医療モデルでは患者の生理的欲求や安全の欲求の充足を主にしているが、患者を心理社会的存在として全人的に捉えるためには、安全の欲求から自己実現の欲求に至る、より高次の欲求の実現を考慮することが求められる。

　患者が安定して自分らしく生きるとはどういう状態なのかを、患者の実生活に即しつつ患者と医療従事者が共に考えていくこと、換言すれば患者の発達段階の現状と向かうべき方向を考慮に入れた治療を考えることである。

　疾病モデルでは、手術をして病巣を切り取ることが望ましいが、患者が最後まで声を出して仕事を続けたいと願う時には、心身医学的モデルで、役割遂行ないしは自己実現を考慮した治療方針を共に考えることになる。よく問題になる延命治療もこの考え方に沿ったものである。ここで、全人的医療の基本となる心身医学的モデルをまとめておく。

（2）心身医学的モデル

　心身医学的モデルでは、病を抱えた患者を身体・心理・社会・倫理的な存在として全人的に捉える。いわゆる心身症の定義は、「身体疾患の中で、その発症や経過に社会的因子が密接に関与し、器質的ないし機能的障害が認められる病態をいう」対象疾患は臨床各科にわたる。ストレス関連性疾患をはじめとして、ほとんどの患者の病態に心理・社会的な因子が関与していると考えられる。この教科書で取り上げた脱毛の症例も、心身医学的な治療を行うことで治りやすく、また再発も予防できる可能性があると考えられる。

心身症の発症機序

　心身症としての身体疾患は、遺伝的・先天的な素質や器質を基盤として、それに準備因子としての後天的な諸因子が加わって生体の防御機能とのかね合いで特定の臓器に機能的ないし器質的が引き起こされて発症すると考えられる。「発症準備状態」とは特定の臓器の過敏性を高め、かつ生体の防御機能を低下させ、その発症を容易にするように働く不適切な適応行動が学習され、それが日常生活で反復されている状態を指す。

準備因子

　発症準備状態を引き起こす因子である。日常生活の中で引き起こされる欲求や情動を否定的に認知し、それらを意識的・無意識的に抑える、あるいは適切な言葉で表現できない（失感情傾向）、まわりの期待に応えようと必要以上の適応努力を払い続ける（過剰適応）行動などがあげられる。また強い不安や怒りが条件づけられた状態も準備状態となる。過重労働を常に強いられる職場、組織内対人関係に伴う不満や怒りを表だって表現できない状態の持続などが考えられる。また大きな事故が起こり、それに対するケアが十分にできていない状況も考えられる。いずれも医療現場では身近に体験するものばかりである。

誘発因子

　発症準備状態があるときに、それに加わって身体症状を顕在化させるように働く因子である。症状を引き起こす最後の引き金で、否定的な感情や情動を伴う。発症の準備状態が解消すると、引き金だけでは症状は引き起こされない。治療的には誘発因子の除去よりも準備因子の解消に重点を置いたほうが効果的である。対人関係で自己主張できず蓄積した不満が準備因子になっている場合、表面的にうまくいかない人間関係を解消するために部署を異動すると一時的には環境の変化により症状が軽快することが多い。しかし自己主張できないという行動パターンが修正できないと、準備状態は持続するので症状は再発する（**事例①**を参照）。

持続・増悪因子

　いったん起こった症状を持続・増悪させる因子である。症状があることで抑うつや不安が強くなる場合、まわりへの遠慮から少しでも症状がよい時に仕事をしようと無理に頑張りすぎてかえって症状が増悪する場合、身体症状が起こるとまわりが過剰に心配して関心を示す（無意識的な疾病利得）などがあげられる。

　このような発症機序を考慮して、患者の心理社会的な背景も含めて病歴を聴取して治療していくのが心身医学的モデルにのっとった治療である。

　患者を心身両面から見ていく治療は、患者の話をよく聴くことが土台になる。医療コミュニケーションの知識と技術を生かしていくことで可能になる。

　多忙な医療現場では医師がこのような対応をする時間はなかなかとれない。1人の患者の診察時間が数分であるという報告もある。医師1人ではなく、看護師・臨床心理士・薬剤師などのコ・メディカルが一体となりチームを組むことが必要になる。特に慢性疾患、生活習慣病、高齢者への対応には心身医学的モデルが必要になる。

　一度このような見方で病気を捉えると患者が話す内容が徐々に異なってくる。患者の主体性が重視され、症状をセルフコントロールするための話が始まる。禁煙指導の事例で述べたように患者が主体となった医療が展開する。治すのは患者であり、医療者はお手伝いである。これが「患者学」につながる考え方である。

3 患者中心の医療（2）患者会、患者学

(1) 患者会

患者中心の医療を支える大きな動きが起こってきている。

①がん患者や難病の闘病を支えるための患者による患者会
・がんサポート情報センター（http://www.gsic.jp/society/st_02/re/53.html）
・難病患者会（http://www.nanbyou.or.jp/dantai/index.html など）

②医師・医療従事者と患者の協力により設立された患者会
・院内患者（家族）会（http://medicina-nova.com/journal.htm）

目的は血液疾患（白血病や悪性リンパ腫）患者の闘病意欲を増進させるとともに、QOLの向上を図る。活動の趣旨は1）患者の闘病を精神面で支え、共に伴走する、2）情報交換の場を提供する、3）医師や病院スタッフと、より親密なコミュニケーションを育む1つの手段とする、である。具体的な活動内容は、年4回の「お茶会」などを通して医療相談、セミナーや勉強会などを行う、医療者、患者、家族が参加している。

③疾患ごとの患者会

また、各種の疾患に関する患者会が全国に設立され、患者相互のコミュニケーションや疾患に関する情報提供を行っている（「患者さんのための情報サイト　かんしん広場 http://www.kanshin-hiroba.jp/care.html」）。

・肝臓病患者会

患者同士の困難や不安を確認し合いながら励まし合い、生活や病状の改善のための最低の保障を求め、差別と偏見と闘いながら行政に対して根本的な対策を求めていく活動を行っている。

総じて、日本における患者会の設立趣旨は、1）患者相互のコミュニケーションの促進と精神的支えの確保とQOL改善、2）病気の予防法やさまざまな治療法を学習し病気の克服を目指す、3）会員相互の勉強会や情報交換を通して医療のあり方を考える——である。

この考え方をさらに発展させて、病気の克服やセルフコントロールを目的にして患者がより主体的に病気に取り組む考え方が患者学である。

(2) 患者学

患者学とは、患者自身が自分の疾患をコントロールしていく主体になるために学ぶことを指す。特に慢性疾患や生活習慣病では患者が症状をセルフコントロールすることがQOLを高めるために必要になる。

これまでは医療の中心は急性疾患に対するものに集中していたが、今日では慢性疾患に対するケアが求められるようになってきた。

急性疾患は完治できるケースが多く、病院での医師主導の医学的治療が中心で、治療効果は短期的に顕著に現れる。一方、慢性疾患は完治できるケースはまれで、自宅での治療が中心になる。治療の主体は患者であり治療効果は徐々に現れる。治療には生活習慣の問題に対する取り組みが含まれる。この取り組みは疾患を心身医学モデルでとらえており、生活の中で主体的に病気を治していくのは患者であると考える。

患者学とはこのような背景のもとで、慢性疾患とともに生きる患者のエキスパートになるために、疾患や薬に対する知識を学び、患者自身の日常生活における発症の準備因子を観察し、問題点を明らかにして適切に対処できるようになる訓練をするものである。

①海外の取り組み事例

この考え方は、1970年代のアメリカの「関節炎患者の症状コントロールとQOLを高めるためのセルフマネジメント」プログラムや、イギリスのLMCA(Long-term Medical Conditions Alliance：英国患者会連合)の「セルフマネジメント」「エキスパート・ペイシャント・プログラム」に認められる(参考：英国患者連合会事務局長デービッド・ピンクによる英国患者連合会の活動について www.lmca.org.uk info@lmca.org.uk)。

LMCAとはさまざまな慢性疾患の患者会を傘下に持つ患者会の連合体で、長期疾患を有する患者が、よりよいライフスタイルとQOLを確立するために、患者自身が自らの疾患管理のエキスパートであることが望ましいという考え方に基づいて「セルフマネジメント」「エキスパート・ペイシャント・プログラム」を推進する。

「慢性疾患患者のためのセルフマネジメント訓練コース」少人数制で週1回6セッションのコースである。ボランティアの長期慢性疾患患者のチューターが、自己管理のためのスキルをもとにセルフマネジメントの方法を教える。その結果患者は自分でQOLを高めることができるという自己効力感が高まる。

ここでは患者は、主体的に意思決定する立場に立ち、自分の病状の管理に責任を持ち、医療従事者と協力して病状をコントロールすることができるようになる。

訓練コースの内容は、目標の設定・具体的行動計画・問題の解決のための練習・症状管理の技術・病気による二次的な問題への対応・服薬などである。

このような取り組みによって、患者の症状の改善、受診回数の減少、医療者とのコミュニケーションの改善、患者の自己効力感の高まりなどが認められた。

このような英国における患者学の取り組みは、患者が自分で病気をセルフコントロールすることを目指す心身医学的な考え方と同じである。

②日本での取り組み事例

日本においても、1970年代頃から気管支喘息の症状のセルフコントロールを目指して医療従事者と患者や家族が話し合う集団療法が実施されていた(九州大学病院心療内科喘息集団療法)。集団療法の内容は、症状の出現に対する心理社会的背景の明確化、問題に伴う感情の処理、日常生活における症状のセルフコントロールのための心身両面での適切

な対処などについて、医療従事者や患者や家族が話し合うというものである。日常生活の中で症状をコントロールしてQOLを高めていく主体は患者自身であるという立場に立っており、基本的にはイギリスのLMCAと同じ考え方である。

　病気の成り立ち、病気による二次的な問題、患者の心理、セルフコントロールに必要な心身両面での対処法は多くの患者に共通している。患者や家族や医療者は、患者のエキスパートから学ぶべきことが多い。このような取り組みを日本でもさらに発展させ、効率よく医療場面で生かしていくことは、患者のQOLの改善、症状の軽減、受診回数の減少、医療費の削減につながると考えられる。

4 患者中心の医療（3）患者と医療従事者者が協力して地域医療を支える動き

　産科病棟の閉鎖、夜間・休日診療における軽症患者のコンビニ受診の増加、病院勤務医の疲弊など、医療を取り巻く状況は深刻で医療が崩壊の危機に瀕している。今後本格化する少子・高齢化社会の到来に向け、早急に医療体制を立て直すことが求められている。この問題を解決するために、地域住民も医療現場の実情を知り、コンビニ受診を控え、医療従事者が疲弊しないで安心して働ける状況を作るために医療現場を支える動きが広がっている。

小児救急医療を守る活動（兵庫県立柏原病院の小児科を守る会）

　小児科存続の危機とそれに伴う分娩予約制の新聞報道をきっかけに結成された（2007〈平成19〉年4月）。地域医療を守るために「行政に頼るだけではなく、地域の市民が医師の働きやすい環境を作る」という考え方に立ち、1）コンビニ受診を控えよう、2）かかりつけ医を持とう、3）お医者さんに感謝の気持ちを伝えよう、をスローガンに掲げて活動している。2008（平成20）年2月には、県立柏原病院小児科の監修で、子供をすぐ受診させるべきかどうかがわかる5種の症状別フローチャートと応急処置を載せた「病院に行くその前に」という冊子を作り、丹波市の協力により、市内の乳幼児のいる全家庭に配布している。「守る会」の実践は効果をあげ、柏原病院小児科では医師が増え、コンビニ受診*も減少した（参考：兵庫県立柏原病院ホームページ）。

　このような小児救急医療を守る活動は広がっており、兵庫県では2004（平成16）年から県内全域の保護者などを対象に、休日や夜間の子どもの病気への対処法、適切な医療機関の案内などを行う電話相談「#8000」を設置して、当面の対処法や受診すべき医療機関を案内し、保護者の不安をやわらげる活動が行われている（参考：兵庫県小児救急医療電話相談、阪神北広域こども急病センターホームページ）。電話相談の内容のうち、すぐ病院にいったほうがよいケースは相談件数全体の2割弱ということである。また「阪神北広域こども急病センター」は、地域の医師会と県が相互協力して設置した小児救急医療の広

域拠点施設である。それまでは、地域の市立病院が入院を必要としない軽症患者の時間外救急を支えてきたが、増え続ける救急患者への対応によって、それらの病院が担ってきた"重症患者の受け入れ"という本来の機能が果たせなくなる状況が続き、医療従事者の負担が増大していた。もっとも患者が多い一次医療をセンターが担当し、地域の病院は重症の患者やもっと検査の必要な患者を診ることで、病院の役割分担を図る。

医療従事者と患者が協力することが今後の地域の医療を支える

センターは夜間・休日の初期の小児救急医療を365日行うと同時に、子どもの急病の対処法や事故防止などに関する情報を発信して、地域の安心子育て拠点にもなる。このような活動は患者と医療従事者が双方向のコミュニケーションを通して互いの状況を理解し、双方が納得できる形で協力することが基礎になっている。ここでは市民も医療従事者も対等で、互いに相手を育み良いところを認め、できるところを提供し、よりよい状況を作り出していく。エリクソンの発達段階では、双方が成人期の発達課題を達成している状態である。

5　患者中心の医療（4）患者と医療従事者者の信頼関係を築く双方向のコミュニケーション

患者と医療従事者の信頼関係を築く双方向のコミュニケーションは、地域の医療を支えるときにも必要である。そして患者も医療従事者も成長し、大人としてふるまうことで実現が可能になる。

患者も市民も権利を主張することは大切であるが、相手の立場を理解し相手のことを考えることが大人としての対応である。

【事例⑰】「病人という言葉が嫌いだ」と言う患者

「自分は病人という言葉が嫌いだから、医師は病人という言葉を使わないでくれ」と声高に言い放った患者がいた。その患者にとっては「病人」という言葉が否定的な意味に聞こえたのである。

しかし「病人」という言葉は常に否定的な意味を持つわけではない。ある患者にとっては「病人と言われて初めて仕事を休める」と感じて、「病人と言ってもらってよかった」という患者もいる。うつの患者にはそのように考える人が多い。

つまり、言葉は多義性を持っており、1人の感じ方が他の人には必ずしも当てはまらない。

自己主張と傾聴は表裏一体

患者が自己主張することは必要である。自己主張と傾聴は表裏一体であり、互いの自己

第2章　各論——医療コミュニケーションの実践

主張は相手の傾聴があって成立する。患者の権利とは、自分の言いたいこと、したいことをすべて言うこととは異なる。それを認め、この状況がエスカレートするとモンスター化につながる可能性さえも出てくる。

　大人としての対応を考えると、「自分は病人と言われると、病気で何もできない人と言われたみたいで嫌な気持になります。先生はどういう意味で病人と言われたのでしょうか？」と尋ねてみることで互いの言葉の使い方や、その違いが明確になるだろう。その上で、病人という言葉が自分にとって持つ意味を説明し、理解を求め、互いに納得できる解決策を見出していくことができれば、一方的に医療従事者に変更を要求しなくても済む。

　医療従事者も、対等な話し合いの結果、もし否定的に聞こえたのなら不愉快な思いをさせて悪かったこと、しかし否定的な意味で用いたのではないこと、今後はあなたに対して病人と言わないように気をつけるが、「病人」と言う必要がある場合や、そう言われることが大切である人もいることなどを話せる。

　適切な医療や信頼関係を構築していくためには、医療従事者は成熟して支配的にならないように気をつけることが必要であるが、患者にも同様の事が必要になる。

6　患者中心の医療（5）高齢者とのコミュニケーション

　高齢者においては、抑うつ、認知症または精神機能低下、閉じこもりといった問題を抱えて、何日も誰ともコミュニケーションをとらないケースも多い。

①退行による理解力の低下への対応

「今、目の前にいる高齢者がどのような心理状態であるか、そしてその状態にはどのような対応が適切か」を考えるときに、エリクソンの生活周期（本書p.110参照）を基準にして状況を理解することが役に立つ。「高齢者になると子供に返る」という言葉があるように、うつや認知症の高齢者の場合は、見かけは大人であるが、退行しやすいからである。

　例えば、簡単な機械の操作を何度説明しても理解できず、繰り返して聞くという行為が高齢者や認知症高齢者によく認められる。このようなとき、感情を害する人もいる。しかし、2～3歳の子供が「もう1回！　もう1回！」と説明を求めても、腹を立てる人は少ない。高齢者がしつこく聞くときには、「その部分だけが2～3歳だ」と受けとめることができれば、少し気持ちが楽になる。高齢者に対し「人生の先輩」として敬意を持ちながら、「こころが子供の状態になっている」ことを受容することが重要である。

　うつ症状や認知症、病気を抱える高齢者が退行したときに現れやすいのが幼少期の心理状態である。この場合の支援では、こころの発達段階のⅠ期およびⅡ期（本書p.15参照）におけるアプローチが必要になる。

　Ⅰ期に達成されるべき課題は基本的信頼感の獲得である。この時期に大切なのは、「食べる」「抱える」といった行為に代表される触感を中心とした五感へのかかわりである。五

感について、心地よく安定した環境が必要であり、急激な変化や過剰な刺激は避ける。この時期にいる乳児、あるいはこの時期の精神状態にある高齢者は、生活面では養育者に絶対的に依存しており、世話をしてもらうこと、相手をしてもらうことによって生きている。したがって、安心感・満足感・信頼感が形成できるような一貫して安定した温かい世話とかかわり、自発性や主体性が形成できるような刺激が必要である。このような環境はどの高齢者にも、とりわけうつ症状や認知症のある高齢者に必要である。

②現実的でないことを言う場合への対応

現実的でないことを高齢者が言うケースも多い。「私はいじめられている。何も食べさせてもらってない！ 食べられないものを出された！」と訴えるとき、周囲に確認すると事実はそうではないことが多い。

ここで「嘘をつく、被害妄想がある。だからこの人の言葉を信用しないでおこう」と考えてしまっては、高齢者とのコミュニケーションは成立しなくなる。「なぜそのように感じて考えるのか」——その人の心理社会的背景を考えて対応することが必要である。例えば、患者の被害妄想の背景に支配されて反論できず感情を抑えていた夫婦関係や親子関係があるかもしれない。この場合、自分の気持ちや本音を聴いてもらえる状況があれば、被害妄想は収まる可能性がある。相手は退行しており、サポートが必要な患者であることを忘れてはならない。

とはいえ、サポートする立場のストレスも大きく、感情的になることも否定できない。何事も完璧にはできない。感情的になったら反省し、次に患者に接するときにサポートを心がけることが大切である。

③排泄をうまくできない場合への対応

認知症の方が排泄物で汚れたことを隠すので困るということをよく聞く。「汚いじゃないの！ちゃんとしなさい！何度いったらわかるの！」と叱責がとぶ。しかし、隠すという行為は、「汚したら相手は自分を受け入れてくれないのではないか」「相手に汚れを見せてはいけない」「自分できちんと始末しないといけない」と心理による可能性がある。「きちんとしたいが、具体的にどうしたらよいかわからないので隠す」という行動になるのだ。したがって、叱責ではなく、「安心して汚れを委ねてもよい」というメッセージを送ることが必要になる。

排泄物で汚れたことを発見したら、
・叱責せずに本人の行動をとりあえず受け入れる。手順を踏めば困った状況にはならないことを伝える

「まあ気持ち悪かったでしょう!! このままにしておくと床ずれができたりしてとても痛くなりますよ。今から洗いましょう。洗えばきれいになるから大丈夫ですよ」

・具体的でわかりやすい行動を提示する

「今度からは汚れたら教えてくれると助かるわ」

・望ましい行動ができたらすぐにポジティブに評価する
「ちゃんと教えてくれたのね。ありがとう」
・望ましい行動を強化する
「早くきれいになって気持ちよかったでしょう」
　などの言葉かけが望ましい。

＊コンビニ受診：一般外来を行っていない休日や深夜の時間帯に、症状の軽い患者が一般外来のように救急外来を受診すること。

| column⑪ | 健康に生きるための身体的トレーニング |

　医療従事者こそが心身共に健康に生きなければならない。この読者はもちろんその専門家であるが、それゆえに自身の知識と知恵を駆使して健康トレーニングを心がけて最高のコンディションを維持しなければならない。本項とコラム⑫では、本書のテーマ、すなわちコミュニケーションに即して心身が健康に生きるための手掛かりのほんの一端を列記する。本来心身は統合的な全体なのであり心身を分けるべきではないが、それぞれが統合的な一人格を動かす側面的手掛かりと理解する。また、既述の内容も改めて列記する。

　身体的トレーニングとしては1つしか取り上げるスペースはないが、もっとも基本的なウォーキングをとりあげる。筆者があるウォーキング大会のアドバイザーとして招かれ、ストレッチをはじめ以下の心得を語った際、参加者の医師から、予防医学の点からも故障しないウォーキングを広めてほしいと激励された。医療従事者すべてが、健康トレーニングの基礎としてのウォーキングを心得ることはそのような社会的意義もある。

1）身体的健康維持の1つとしてのウォーキング

　有酸素系のトレーニングは、語ること、そして生きることに対して生理的な支えを作るが、なかでも手軽なものがウォーキングである。せっかく歩くのだから、心身を健やかに保つために、フォームと気持ちに配慮したい。基本的な気持ちとしては、ゆったり楽しく、フォームが安定するまでは、半歩先に丁寧に足を運ぶつもりがよい。腕振りは肘振りともいわれるくらいで、肘を体側に平行に振るつもり。肩の力を抜いてだらっとしたところから振り始める。振っていくうちに型ができる。足は拇指球を意識し、まっすぐフラットな着地を心がけると、おのずから踵が自然に着地し、うまくローリングする。脈は一般的には120程度までで、これでほぼ時速6〜8kmとなる。少し早足すぎると思えば緩やかなレベルで、きちんとゆったり歩くと、むしろカロリーを消費するもので、ダイエット効果もある。ダイエット効果と言えば、砂浜や山道などの自然の地形を歩くと、日ごろ刺激しにくいインナーマッスルが発達し、結果的に基礎代謝量が増加する。いずれにせよ、フォームを整えることが故障を防ぐが、同時に力んでフォームばかりを気にしないように心がける。

　ウォーキングとコミュニケーションとは、密接な関係がある。上記のことに気を配って、1人できれいに歩こうとするのもそれなりの意義があるが、やはり、道行く同好の士と会釈を交わし、夫婦や友人同士でおしゃべりしながら歩くほうが心理的にも豊かである。とりわけ犬の散歩となれば、日ごろの世話から養育要因も発達し、犬仲間

との犬談義も弾み、また、捨て犬の保護体験など交えればヒューマンな要素さえ加わり、精神的にもプラスになる。他人や犬と歩けばペースが乱されるということが気になるかもしれないが、機械的なトレーニングよりはずっと、心も身体も多様な精神、多様な筋肉を訓練できていると思えばよい。職場全体の健康ウォーキング大会などは、それぞれの専門性を生かしてチームを作り健康実践をする良い機会である。

そして、医療従事者自身がウォーキングに慣れていれば、患者との戸外でのコミュニケーションやケアにもゆとりをもって当たることができる。

2）超回復

スポーツをすれば疲労を抜かなければならないが、疲労と発達に関して根本的なことを述べれば、「疲労を超回復へ」というのがそのテーマである。
「超回復」は、本来の用語ではsuper compensation、すなわち、「超補償」である。疲労させておいてエネルギーを補えば、前の段階以上に発達する、ということから、わが国では「超回復」というようになった。

すなわち、疲労したならすぐにエネルギーを補って「超回復」を目指すことが発達の基本だということである。このエネルギーは、量と質との両側面から考えられる。スポーツ途中の給水や食べて寝て休養するのはエネルギーの量を満たそうとしていることになる。また、乾きすぎないうちにこまめに給水したり、給水の成分を一般的なスポーツドリンクより薄めに抑えたり、健康にふさわしい食品を考えたり、健康に過ごせる日常の暮らし方を考えたりするのはエネルギーの質を考えていることになる。「超回復」に向けて考える大きな前提は、このエネルギーの量と質である。

そのエネルギーが十分に行きわたり身体を発達させるためには十分なリラックスが必要である。

自分で手軽にできる揺するマッサージや、ストレッチなどはすでに広くいきわたっている。また肩甲骨をくっつけるつもりで力を入れたのちすっと緩め（上中下と三段階くらいにわけて力むと効果的）、さらに両手を組んで上に引き上げるなどというものは、背骨や上半身のこわばりを解消してくれる。

この種のことは、自分にふさわしいものを探るつもりで情報収集することも必要である。

このように自己を超回復に導く意識や姿勢こそが、患者に対する非言語的な重要なメッセージである。

8 医師と患者の信頼関係の構築
――経営の視点から

　すでに各節で述べてきたように、医療は生命を救うという崇高な目的を持つからこそ、健全な経営を行わなければならない。医療コミュニケーションの視点からも、そのことは必須であることはいうまでもない。中でも医師と患者の信頼関係の構築が、コミュニケーションの立場からは重要な課題である。以下、医師の立場としていかにあるべきか、本書の視点を振り返りつつ本質から各論へと箇条書きに列記するが、これはほんの一端であることを前もって確認しておく。

①**医療行為の的確さ、すなわち、治療の上手な医師でなければならない**
　なによりも医師が医師たるべき本質として、治療が成功する率の高さが問われるが、そのためには、日ごろのたゆまない研究と努力が求められる。
②**患者をひとりの人格として診る**
　言葉づかいから態度まで、患者を大切にし、対等に付き合うことが目に見える医師が望まれる。
③**誠実で、成熟した人格を表現する**
　人格発達の目安などを参考にすれば、どのような人格が成熟したものかは理解しやすい。しかもそれを表現できなければならない。
④**心身ともに清潔である**
　医師は社会の中ではその職業上の性格から、心身ともに清潔であることが期待されている。患者の視野の中にあるこのようなステレオタイプを演じることも必要である。
⑤**普遍的な知識、発想ができる**
　次に述べるように医師・患者双方の個性を重視することが重要であるが、個性とは普遍的な事柄をそれぞれの特殊な条件に合わせて構成しなおすものである。したがって、まず普遍的な事柄を知っていなければならない。なお、普遍的な事柄とは、目的論的共通性もしくは可能的共通性ともいわれるように、現実には共通に存在していなくても、可能的には共通に存在すると推測されるような事柄や状態である。例えば、100mを10秒で走れる人はわずかであるが、図鑑などで「人間は100mを10秒で走る。」と定義してあるようなものである。
⑥**多様性の価値を知り、それぞれの個性を理解できる**

繰り返し述べてきたように、多様性は人類や社会の生存の危機管理に深いつながりがある。例えば、ある組織を脅かすような危機が迫ったときに、単一な考え方で統一されていたら危機が危機とさえわからないままに組織が崩壊する可能性がある。あくまで知識として、組織を崩壊させる手段を多様に知っておくことや、学問、芸術、趣味に至るまで、多様なメンバーの多様な知識こそが最後の危機管理に結びつくことを忘れてはならない。ただし、それらは知識の範囲内のことで、実践したり、感情的に受けとめたり、雰囲気を乱すように感情的に表現したりしてはマイナスになる。

⑦論理的、構造的に、かつわかりやすく説明する

患者への説明はわかりやすくなければならないが、同時に正確でなければならない。そのためには、デジタル発想を心がけ、患者の理解力を計りながら筋道に沿った説明をする。その場合、図を使ったり、人体模型（部分模型の場合が多い）を利用したりして構造的な説明をするとわかりやすい。

⑧医療従事者と患者のすべてが医療チームを組んでいるという自覚を持ち、表現する

現行の医師法では、医療行為における医師の責任と義務が強く謳われているが、それは医師個人が孤軍奮闘し、パターナリズムに陥ることを勧めるものではない。本当はすべての協力があるほうが医師にとってもエネルギーの浪費を防ぐことになるし、医療事故を防ぎ、いざというときの責任も分担できる。そのためには、すべてが医療チームを組んでいるという自覚を持ち、それぞれの役割分担を明文化するほどに（明文化していれば医療事故の場合、責任の所在も明らかになる）意識することが求められる。同時に、医師は法的にも治療全体を統括しなければならないので、医療チーム全体の基本方針については先頭に立って実践しなければならない。

column⑫ 健康に生きるための精神的トレーニング

　精神的トレーニングについては、多くの場合スーパーバイザーを必要とする。この章では、技法を多く列記することができないので、自己表現するトレーニングを述べ、自分自身がまた、良きスーパーバイザーになるべく心がける要点を意識して述べる。

1）表現療法的イメージトレーニング

　描画、箱庭療法、音楽療法などの表現療法的な体験は、数値的なプレッシャーがなく、自由に表現できる楽しさを得て（時には苦しみや寂しさをも交えて）、同時に心理的に自己確認でき、そこからまたさらに発達することを促して、悩みや落ち込みを最小限に食い止め、QOL実現の助けとなる。

　この場合、求むべきはスーパーバイザーである。この本の読者も立場上そのようなスーパーバイザーの役割を求められるので、改めて表現療法におけるスーパーバイザーの基本的な心得を述べる。

1. 対象者の生存能力を高め発達するほうに導く。それ以外の目的をもって接してはならない。
2. 扉を閉じなければならないこともあるが、その場合、必ず発達するほうの扉を開く。
3. 原則は非介入だが、危機介入の機会を見過ごしてはならない。つまりおせっかいな押しつけは避けるべきだが、生命の危機が予測される場合や症状の悪化が予想される場合にはそれを食い止めなければならない。もちろん、一般的な治療のように、始めから深刻な症状の治療であれば、当然、当初から危機介入レベルである。
4. 対象者のエネルギーの量と質とを常に測り、それらにふさわしい対応をする。
5. 表現内容の対象者へのフィードバックは、非介入の原則から言えばしないことを基本とするが、危機介入や治療など、場合によってはフィードバックせざるを得ない。その場合も、表現内容を紋切り型に解釈することは避ける。総合的な情報をもとに総合的な人格に対してフィードバックしていることを見失ってはならない。健康な専門家を対象とした研究会などの学術的な場面でも知りえたことの3割もフィードバックすれば多すぎるくらいである。

　他にも重視すべきことはあるが、いま、スーパーバイザーのアドバイスを受けて、自己の発達に役立てようとする場合、上記の注意事項のうち1つでも気になることが生じれば、自分との相性が悪かったとしてその場を転換する勇気が求められる。

2）自己表現する趣味

　表現療法ほどの心理的な専門性はないが、自分で楽しく行えるものは、自分なりの自己表現である。

絵画、音楽、文芸などの芸術はもちろんであるが、スポーツ、お稽古ごと、社会活動も十分な自己表現である。なんでも好きな方向に向けばよいのだが、これにも用心すべきことはある。原則を言えば、自分の生活状況にとって、量的質的にふさわしいか、ということである。

1. 量的には、本来の仕事を放り出して趣味に走るという状況を作らないということである。時間空間財力など、本来の生活をゆがめるような場面は、少なくとも趣味の場面ではあってはならないことである。もちろん医療業務のなかには、医療ボランティアなどのように倫理的な理念に基づいて、自分の量的限界を超える場面も想定されるが、これは、現実的な可能性のなかで個々に判断すべきである。
2. 質的には、総論で述べたような倫理原則に背かないということである。趣味であるからいつも倫理原則を守らねばならないということではないが、少なくとも医療原則を守ることまでは人間の義務である。まして、医療従事者がその原則に背くと、一般の方々よりも厳しい社会的制裁が待っている。常識的な表現になるが、上品で質の高い趣味を持つことである。それは、実は文化の型を持ち、それゆえに本当はサブカルチャーにも通用するものなのである。

　自己表現はうまく用いればプラスになるが、その手掛かりは自分の過去にある。自分の過去を具体的、抽象的に重ねて表現するという自覚は、自己反省を経て、自分の未来を切り開く手掛かりになる。この場合も、時にはスーパーバイザーのアドバイスを受けることで、自分の生存軸を立て直し、発達を促すことになるのはいうまでもない。

　このような自己表現的トレーニングもまた、コミュニケーションスキルアップに役立つ。医師と小説家を両立させ、マスコミュニケーションの世界で、医療や生命の重みや人生の機微を発信し続けている著名人はいうまでもないが、言語的非言語的な表現がいかに患者や他のスタッフとのコミュニケーションに重要であるかは、他の章でしばしば述べられたとおりである。その意味ではトレーニングは当然である。

　そして、現実的なトレーニングにおいては、仲間が重要な役割を果たす。それも、パソコン上のバーチャルなつき合いでは逆効果である。自慢し合い肩を組み、ときにはぶつかり合うくらいの直接的なつき合いこそが最高のトレーニングであろう。

おわりに

「はじめに」で述べたように、本書は上級編ということもあって、より根本的普遍的な発想に立ち返ることを1つの軸とした。当面そこまで考える必要がないというのなら、それはまだ危機がそれほど迫っていないということを意味する。

しかし、時代の変わり目や危機状況には日頃はそれほど実感されない哲学が要請されるように、今日の医療現場を巡るさまざまな状況はすでに哲学や人間学に基づく根本的思考が求められているのではないかと思われる。

インフォームド・コンセント、臓器移植、情報開示、死の臨床など、単なるマニュアルやスタンダードでは解決できない問題も増加しているが、このような問題こそ、常に根本から考え続けていかねばならない。

このテキストはこのような深刻な問題を含めて、医療経営管理のコミュニケーションを考えるものである。そして、そのことは結局、医療コミュニケーションの枠を越えて、ひとりの人間としていかに生きていくべきか、という医療従事者自身のQOLへの問いかけになることを述べてきた。

そのような意味で求められるべくは、実践である。

医療従事者はこのテキストを参考にされつつ、それぞれの組織の中で対応することになるが、その場合、テキストの内容を鵜呑みにしないことが、むしろ重要である。組織は組織としての個性がある。個性とは普遍性と特殊性とによって織りなされたものである。テキストはその性格上、普遍的な叙述を目指した。その意味ではおおいに参考にしていただきたいが、他方、それぞれの組織の特殊性に合わせて柔軟に対応することも必至である。そこには普遍もあれば普遍では対応できないことがあることを無視してはならない。

さらに、このテキストの主軸から考えれば、個別の組織そのものが、個性をよりよく発揮するために努力することが、すなわち、よりよい医療経営のために普遍と特殊の狭間で努力することが、組織の成長の重要な条件である。組織には組織なりの成長のプロセスがあり、その原型は例えばエリクソンの発達段階と類比的にも考えることができる。コミュニケーションという側面からいえば、未発達な個人には発達段階に応じたコミュニケーションやアドバイスしか響かないように、未発達な組織にも高度なコミュニケーションやアドバイスしか届かないこともありうることを、特に医療経営管理者は知っておいてそれに応じて実践しなければならない。すなわち組織の発達レベルを、できればこのテキストのような基準を熟知している第三者に問いつつ、良好なコミュニケーションをとりつつ組織を発達させなければならない。

さて、実践については、このテキストの筆者も同様である。自らの生き方を追求することは当然ながら、このテキストを執筆したものの義務として、このテキストの内容をより

一般的に説明していくことを今後とも心がけていきたい。このことについては、本書を企画・出版された㈱日本医療企画でも計画されていると聞く。それも含めて、いっそうのご指導、ご鞭撻をお願い申しあげる次第である。

　　　　　　　　　　　　　　　　　　　　　　　　　　　　荒木　登茂子
　　　　　　　　　　　　　　　　　　　　　　　　　　　　荒木　正見

参考文献

第1章　総論—医療分野におけるコミュニケーションの基礎

①医療の基盤としての人間学

茅野良男『哲学的人間学』塙書房、塙新書、1969年/1975年

菅野盾樹『人間学とは何か』産業図書、1999年/2001年

②存在・認識の根本としての哲学

G.W.F.Hegel, Phänomenologie des Geistes（1807）, Verlag von Felix Meiner, 1952

E.Husserl, Die Idee der Phänomenologie:fünf Vorlesungen, Martinus Nijhoff, 1973

③場所と歴史という考え方

中村元監修、峰島旭雄責任編集『比較思想事典』東京書籍、2000年（荒木正見執筆項目「場所[現代思想]」p.412-413）

④表現療法と場所の意味

荒木正見編著『場所論と癒し』ナカニシヤ出版、2003年

⑤人格と心身論

P.F.Strawson, Individuals, An Essay in Descriptive Metaphysics（Methuen, 1959/1971）

⑥人格発達の目安——エリクソンの人格発達論

荒木正見編著『三浦綾子の癒し—人間学的比較』中川書店、2004年

E.H.Erikson,The Life Cycle Completed,Norton,1982/1998,p.56-57、Chart 2

村瀬孝雄・近藤邦夫訳『ライフサイクル、その完結』みすず書房、1989年/1999年

岡堂哲雄ほか『患者ケアの臨床心理—人間発達学的アプローチ』医学書院、1978年

⑦人格完成の目安——交流分析（TA）の人格発達論

杉田峰康『交流分析のすすめ』日本文化科学社、1990年

⑧退行・再統合と昔話における人格発達パターン

荒木正見『人格発達と癒し—昔話解釈・夢解釈—』ナカニシヤ出版、2002年

⑨医療コミュニケーションの基礎となる理解能力

『比較思想論輯―比較思想学会福岡支部紀要―第7号』2004年、p.68-73（荒木正見「論理的技法の教育における論理的基礎概念と論理的展開の形式」）

⑩質的発想と量的発想

瀬畠克之・杉澤廉晴・大滝純司・前沢政次「質的研究の背景と課題―研究手法としての妥当性をめぐって―」『日本公衆衛生雑誌』第48巻第3号、日本公衆衛生学会、2001年

『比較思想論輯―比較思想学会福岡支部紀要―第6号』2004年、p.71-82（荒木正見「人間学における質的研究の方法」）

⑪医療コミュニケーションに不可欠な論理的訓練

吉田健正『大学生と大学院生のためのレポート・論文の書き方』ナカニシヤ出版、1997年／2000年

保坂弘司『レポート・小論文・卒論の書き方』講談社学術文庫、1978年／2001年、p.54

⑫文章表現の留意点と論述のマナー

小笠原喜康『大学生のためのレポート・論文術』講談社、2002年

森岡健二監修『新版　文章構成法』東海大学出版会、1995年

第2章　各論――医療コミュニケーションの実践

①医療分野におけるコミュニケーションの重要性

『医療安全相談窓口事例集』熊本市医療安全支援センター、2009年

植木哲『医療と司法の信頼回復のためADRを実施』医療維新、2010年

②医療現場でのコミュニケーション

西村良二『よくわかる医療系の心理学1』ナカニシヤ出版、2001年

久保千春編『心身医学標準テキスト　第3版』医学書院、2009年

川村治子『何故紛争はおき、どうすれば妨げるのか？リスクマネジメント読本』医学書院、2001年

荒木登茂子「円形脱毛症心療内科からのコメント・心療内科からの症例呈示」（宮地良樹・久保千春編集『皮膚心療内科』）診断と治療社、2004年

塩谷泰一『もっと病院変わらなきゃマニュアル』日総研、2003年

③医療コミュニケーションの現状と問題点

Sachiko Ohtaki, Toshio Ohtakia and Michael D Fetters、Doctor-patient communication: a comparison of the USA and Japan　Family Practice Vol. 20, No. 3, 276-282、、

Sara L. Swenson, Patti Zettler, Bernard Lo　She gave it her best shot right away:Patient experience of biomedical and patient-centered communication　Patient Education and Counseling 61（2006）200-211,

Bell RA,Kravitz RL, Thom D,　Unsaid but not forgotten: patients' unvoiced desires in office visits.　Arch Intern Med. 2001 Sep 10;161（16）:1977-84

Robert Klitzman　Patient-time,doctor-time,and insutitution time:Perceptions and definitions of time among doctors who become patients　Patient Education and Counseling 66（2007）147-155

Hickson GB, Clayton EW, Entman SS 1994 Obstetrician' prior malpractice experience and patients' satisfaction with care. Journal of the American Medical Association 272;1583-1587

Maguire P, Fairbairn S, Fletcher C 1989 Consultation skills of young doctors:benefits of undergraduate feedback training in interviewing. In: Stewart M, Roter D, ed, Communicating with medical patients. Sage Publications, California.

ピーター・ノートハウス、ローレル・ノートハウス、信友浩一・萩原明人訳『ヘルス・コミュニケーション第2版』九州大学出版会、1998年

氏原寛他共編『心理臨床大事典』培風館、1992年

④医療コミュニケーションの実際（患者コミュニケーション）

箕輪良行、佐藤純一『医療現場のコミュニケーション』医学書院、1999年

久保千春、中井吉英、野添新一編『現代心療内科学』、荒木登茂子「心身症とチーム医療」p.253－259、永井書店、2003年

新里里春、水野正憲、桂戴作他『交流分析とエゴグラム』チーム医療、1986年

『千葉看会誌』13巻1号、河井伸子、菅谷綾子、森野愛他「外国文献の中で言及されたヘルスケアにおける日本の文化的特徴」、2007年

小島通代、吉本武史編『ナースだからできる5分間カウンセリング』医学書院、1999年

Prochaska J.O.,Velicer W.F. The transtheoretical model of health behavior change. American Journal of health Promotion 12（1）,38-48,1997

Prochaska J.O.,Redding C.A.,Evers K.E., The transtheoretical model and stages of change. Health behavior and health education;theory ,research, and practice（eds）jossey-bss,97-121,2006

JIM ISSN 0917-138X（Print）ISSN 1882-1197（Online）16巻4号（2006.04）P.264-270（ISID:1414100266）

『日臨内ニュース』「特定保健指導における行動変容促進援助法」、2008年6月号

中村小百合、任和子、生田美智子他「女子大学生のダイエット行動における変化ステージモデルと自己効力感との関係」(『滋賀医科大学看護ジャーナル』3(1),64-69、2002)

友安直子編著『プロに学ぶ患者接遇』医学通信社、2002年

ジェラード・イーガン、成澤實・飯田栄訳『カウンセリング・テキスト』創元社、1998年

ロバート・バックマン、恒藤暁監訳『真実を伝える』診断と治療社、2000年

マーガレット・ローイド、ロバート・ボア、山内豊明監訳『医療コミュニケーション・スキル』西村書店、2002年

内富庸介、藤森麻衣子編『がん医療におけるコミュニケーションスキル』医学書院、2007年

柏木哲夫『死にゆく患者の心に聴く―末期医療と人間理解―』中山書店、1996年

徳永進、鳥取赤十字病院ターミナルケア研究会『患者さんが教えてくれたターミナルケア』看護の科学社、2000年

キュブラー・ロス、川口正吉訳『死ぬ瞬間』読売新聞社、1971年

ネッサ・コイル、ロビン・グリーン『がん患者のQOLと緩和ケア』照林社、1998年

岸本正史『緩和のこころ』誠信書房、2004年

E・H・エリクソン、小此木啓吾訳『自我同一性―アイデンティティとライフサイクル』誠心書房、1973年

前田重治『図説臨床精神分析学』誠心書房、1975年

⑤行動変容を促す医療コミュニケーション

奥田弘美『メディカルサポートコーチング』日本医療情報センター、2003年

Knauss,W.A,Draper,E,Wagner,D, et al, An evaluation of outcome from intensive care in major medical centers. Annaks of Internal Medicine,104,410-418,1986

田尾雅夫『組織の心理学』有斐閣ブックス、1991年

『医療福祉経営マーケティング研究』 重田尊子、荒木登茂子、馬場園明「新人看護師が抱える主観的ストレスおよび早期離職行動に与える職業性ストレスの影響」2-1, 1-12, 2007年

⑥医療従事者のメンタルヘルス対策（ストレスマネジメント）

『産業精神保健ハンドブック』中山書店、1998年

久保真人『バーンアウトの心理学』サイエンス社、2004年

田尾雅夫・久保真人『バーンアウトの理論と実際』誠心書房、1996年

小島通代、中国・四国地区国立大学病院看護部長・副部長会議『看護ジレンマ対応マニュアル』医学書院、1997年

⑦コミュニケーションスキルの実践場面

『福岡医誌70』 吾郷晋浩「気管支喘息に対する心身医学的考え方 いわゆる難治性喘息に対する心身医学的研究」p.340-359、1979年

日本心療内科学会監修『心療内科実践ハンドブック』マイライフ社、2009年

A・H・マズロー 上田吉一訳『完全なる人間』誠信書房、1964年

馬場園明編著『介護予防のための栄養指導・栄養支援ハンドブック』化学同人、2009年

兵庫県立柏原病院ホームページ http://www.kaibara-hp.jp

医学新聞MedhicalTrubune 地域医療は再生できるか2008年

http://www.medical-tribune.co.jp/iryou-saisei/no6.html

兵庫県小児救急医療電話相談

http://www.city.takarazuka.hyogo.jp/index.asp?PTN=ofc&OOM=1&ofcd=01050102000000

阪神北広域こども急病センター http://www.hanshink-kodomoqq.jp/

コラム

②パワーハラスメント理解の基礎としてのセクシャルハラスメント

(株)クオレ・シー・キューブ社ホームページ http://www.cuorec3.co.jp
(※2004年5月の検索内容と現在は内容が異なる)

梅津祐良・岡田康子『管理職のためのパワーハラスメント』実業之日本社、2003年

寺澤芳雄編『英語語源辞典(縮刷版)』研究社、1999年

布施直春『労働法早わかり事典』PHP研究所、2004年

『小六法 平成16年版』有斐閣、2004年

金井正元『労働基準法の解説―個別的労働関係法―』一橋出版、1985年/2003年

松山正光『労働基準法と就業規則』新星出版社、2004年

『比較思想論輯―比較思想学会福岡支部紀要―第7号』 荒木正見「パワーハラスメント解決の倫理学的基礎」p.1-11、2004年

③パワーハラスメント解決の基礎

『小六法 平成16年版』有斐閣、2004年

『比較思想論輯―比較思想学会福岡支部紀要―第7号』 荒木正見「パワーハラスメント解決

の倫理学的基礎」p.1-11、2004年

⑧体験談、家族の手記とマスコミュニケーション

大島みち子・河野実著『愛と死をみつめて』大和書房、1963年／2004年新版

著者紹介

荒木　正見 (あらき・まさみ)
九州大学哲学会 会長
地域健康文化学研究所 所長
(http://chiikikb.kan-be.com/)

1946年生まれ。九州大学大学院哲学哲学史専攻科出身。梅光女学院大学助教授、および、福岡女学院大学、日本赤十字九州国際看護大学、福岡歯科大学、文京学院大学において教授を歴任。文学博士。現在、九州大学哲学会会長、地域健康文化学研究所(http://chiikikb.kan-be.com/)所長、比較思想学会(全国評議員・福岡支部長)、日本比較文学会九州支部幹事、福岡市文化交流公園「松風園」館長、和の文化研究会会長、尾道学研究会顧問、ランニングクラブ・ファーストドリームAC(重松森雄監督)アドバイザー、NPO法人「デザイン都市・プロジェクト」理事を務め、短歌評論、映画製作アドバイス、イメージアプローチによる教育相談、スポーツ・健康アドバイス、各領域の講演多数。

専門は、哲学、人間学、倫理学、人格発達論、スポーツトレーニング論、ストレスマネジメント、医療経営管理論、医療倫理学、医療コミュニケーション論、人事管理論、地域論、文化論、文学論など。おもな著書に、『芥川龍之介の癒し』(編著、中川書店、2005年)、『三浦綾子の癒し』(編著、中川書店、2004年)、『人格発達と癒し―昔話解釈・夢解釈―』(ナカニシヤ出版、2002年)、『場所論と癒し』(編著、ナカニシヤ出版、2003年)、『尾道という場所論―志賀直哉・小林和作・大林宣彦の風景』(中川書店、1993年)などがある。

荒木　登茂子 (あらき・ともこ)
九州大学大学院医学研究院医療経営・管理学講座
医療コミュニケーション学分野教授

1949年生まれ。名古屋大学大学院心理学専攻科出身。九州大学医学部心療内科心理技術専門職、心療内科助手を経て現職。臨床心理士。日本心身医学会認定医療心理士。日本心身医学会評議員、日本心療内科学会理事、日本健康支援学会理事を務め、日本交流分析学会、日本自律訓練学会、心理臨床学会などに所属。医療機関、裁判所におけるストレスマネジメント・スタッフ研修、心理療法・芸術療法などに関する講演多数。

専門は、臨床心理学、カウンセリング、芸術療法、医療コミュニケーション学、ストレスマネジメント。

おもな著書は『心身症と箱庭療法』(共著、中川書店、1994年)、『場所論と癒し』(共著、ナカニシヤ出版、2003年)、『心身医学標準テキスト　第3版』内「3-10　芸術療法(分担執筆、医学書院、2009年)、『介護予防のための栄養指導・栄養支援ハンドブック』内「第5章　高齢者のこころと食の支援」(分担執筆、化学同人、2009年)、『メンタルヘルス事典』内「第VI部　作業療法」(分担執筆、同朋社、2005年)など。その他、心身症に対する心理療法、医療コミュニケーション、医療従事者のストレスマネジメント、職場ストレスや医師と病気に関する患者のイメージを可視化するツール「サークルドローイング」の開発と実践等に関する学会発表や論文など多数。

『医療経営士テキストシリーズ』 総監修

川渕　孝一（かわぶち・こういち）

1959年生まれ。1983年、一橋大学商学部卒業後、民間病院を経て、1986年、シカゴ大学経営大学院でMBA取得。国立医療・病院管理研究所、国立社会保障・人口問題研究所勤務、日本福祉大学経済学部教授、日医総研主席研究員、経済産業研究所ファカルティ・フェローなどを経て、現在、東京医科歯科大学大学院教授。主な研究テーマは医療経営、医療経済、医療政策など。『第五次医療法改正のポイントと対応戦略60』『病院の品格』（いずれも日本医療企画）、『医療再生は可能か』（筑摩書房）、『医療改革〜痛みを感じない制度設計を〜』（東洋経済新報社）など著書多数。

REPORT

REPORT

医療経営士●上級テキスト11
医療コミュニケーション──医療従事者と患者の信頼関係構築

2010年10月15日　初版第1刷発行

著　　　者　荒木　正見・荒木　登茂子
発　行　人　林　　諄
発　行　所　株式会社 日本医療企画
　　　　　　〒101-0033　東京都千代田区神田岩本町4-14　神田平成ビル
　　　　　　TEL 03-3256-2861（代）　http://www.jmp.co.jp
　　　　　　「医療経営士」専用ページ　http://www.jmp.co.jp/mm/
印　刷　所　図書印刷 株式会社

ⒸMASAMI ARAKI & TOMOKO ARAKI 2010, Printed in Japan
ISBN978-4-89041-938-8 C3034　　　　定価は表紙に表示しています
本書の全部または一部の複写・複製・転訳載等の一切を禁じます。これらの許諾については小社までご照会ください。

『医療経営士テキストシリーズ』全40巻

■ 初　級・全8巻
（1）医療経営史──医療の起源から巨大病院の出現まで
（2）日本の医療行政と地域医療──政策、制度の歴史と基礎知識
（3）日本の医療関連法規──その歴史と基礎知識
（4）病院の仕組み／各種団体、学会の成り立ち──内部構造と外部環境の基礎知識
（5）診療科目の歴史と医療技術の進歩──医療の細分化による専門医の誕生
（6）日本の医療関連サービス──病院を取り巻く医療産業の状況
（7）患者と医療サービス──患者視点の医療とは
（8）生命倫理／医療倫理──医療人としての基礎知識

■ 中　級［一般講座］・全10巻
（1）医療経営概論──病院経営に必要な基本要素とは
（2）経営理念・ビジョン／経営戦略──経営戦略実行のための基本知識
（3）医療マーケティングと地域医療──患者を顧客としてとらえられるか
（4）医療ITシステム──診療・経営のための情報活用戦略と実践事例
（5）組織管理／組織改革──改革こそが経営だ！
（6）人的資源管理──ヒトは経営の根幹
（7）事務管理／物品管理──コスト意識を持っているか？
（8）財務会計／資金調達（1）財務会計
（9）財務会計／資金調達（2）資金調達
（10）医療法務／医療の安全管理──訴訟になる前に知っておくべきこと

■ 中　級［専門講座］・全9巻
（1）診療報酬制度と請求事務──医療収益の実際
（2）広報・広告／ブランディング──集患力をアップさせるために
（3）部門別管理──目標管理制度の導入と実践
（4）医療・介護の連携──これからの病院経営のスタイルは複合型
（5）経営手法の進化と多様化──課題・問題解決力を身につけよう
（6）創造するリーダーシップとチーム医療
（7）業務改革──病院活性化のための効果的手法
（8）チーム力と現場力──"病院風土"をいかに変えるか
（9）医療サービスの多様化と実践──患者は何を求めているのか

■ 上　級・全13巻
（1）病院経営戦略論──経営手法の多様化と戦略実行にあたって
（2）バランスト・スコアカード(BSC)／SWOT分析
（3）クリニカルパス／地域医療連携
（4）医工連携──最新動向と将来展望
（5）医療ガバナンス──クリニカル・ガバナンスとホスピタル・ガバナンス
（6）医療品質経営──患者中心医療の意義と方法論
（7）医療情報セキュリティマネジメントシステム(ISMS)
（8）医療事故とクライシス・マネジメント
（9）DPCによる戦略的病院経営──急性期病院に求められるDPC活用術
（10）経営形態──その種類と選択術
（11）医療コミュニケーション──医療従事者と患者の信頼関係構築
（12）保険外診療／附帯事業──自由診療と医療関連ビジネス
（13）介護経営──介護事業成功への道しるべ

※タイトル等は一部予告なく変更する可能性がございます。